U0231529

布教授有办法

美国家喻户晓的儿科医生与
发展心理学家 **布雷泽尔顿** 重磅力作

Sleep：The Brazelton Way

让宝宝睡得好

（美） T.贝里·布雷泽尔顿（T.Berry Brazelton）
乔舒亚·D.斯帕罗（Joshua D.Sparrow） 著
严艺家 译

化学工业出版社
·北京·

Sleep: The Brazelton Way by T. Berry Brazelton, and Joshua D. Sparrow.
ISBN 0-7382-0782-9
Copyright © 2003 by T. Berry Brazelton, and Joshua D. Sparrow. All rights reserved.
This edition published by arrangement with Da Capo Press, an imprint of Perseus Books, LLC., a subsidiary of Hachette Book Group, Inc., New York, USA. All rights reserved.
Authorized translation from the English language edition published by Perseus Books LLC.

本书中文简体字版由Perseus Books, LLC.授权化学工业出版社独家出版发行。
未经许可，不得以任何方式复制或抄袭本书的任何部分，违者必究。

北京市版权局著作权合同登记号：01-2018-8927

图书在版编目（CIP）数据

让宝宝睡得好／（美）T. 贝里·布雷泽尔顿（T. Berry Brazelton），（美）乔舒亚·D. 斯帕罗（Joshua D. Sparrow）著；严艺家译. —北京：化学工业出版社，2019.10
（布教授有办法系列）
书名原文：Sleep: The Brazelton Way
ISBN 978-7-122-35038-1

Ⅰ.①让… Ⅱ.①T…②乔…③严… Ⅲ.①婴幼儿–睡眠–基本知识 Ⅳ.①R174

中国版本图书馆CIP数据核字（2019）第173798号

责任编辑：赵玉欣　王新辉　　　　　　正文插图：张乔坡
责任校对：宋　玮　　　　　　　　　　装帧设计：尹琳琳

出版发行：化学工业出版社（北京市东城区青年湖南街13号　邮政编码100011）
印　　装：北京新华印刷有限公司
880mm×1230mm　1/32　印张4¹/₂　字数71千字　2019年9月北京第1版第1次印刷

购书咨询：010-64518888　　　　　　售后服务：010-64518899
网　　址：http://www.cip.com.cn
凡购买本书，如有缺损质量问题，本社销售中心负责调换。

定　　价：49.80元　　　　　　　　　　　版权所有　违者必究

当一个小生命诞生，爸爸妈妈们也开始进入前所未有的人生节奏。除了不间断操心宝宝的吃喝拉撒，"睡眠"几乎是最重要的关注点：新生儿一天睡眠时间至少有20小时；即使是6岁的娃，每天睡眠时间也接近或超过12小时。可以说，孩子整个童年一半以上的绝对时间都是花在睡眠上的，宝宝在睡眠方面的自我调节能力几乎决定了一个家庭的身心幸福指数：家有夜哭郎，不仅宝宝自己睡不爽，爸爸妈妈的身心也会面临巨大挑战，干扰方方面面的状况。

由于睡眠在一个孩子的成长中占了如此大的时间比重，孩子在不同阶段的身心发展变化也都有可能会通过睡眠模式的变化呈现出来。例如，满月的婴儿可能会因为视觉、听觉的敏锐程度提高而出现睡眠前长时间的不明哭闹，即将学会走路的孩子会夜醒增多，开始具备幻想思维的孩子则可能生平第一次出现噩梦夜惊……如果能够提前知晓不同年龄阶段孩子可能会出现的睡眠模式变化，父母们就能做好准备从容应对，而不是因此苛责自己或孩子。这些睡眠模式的阶段性改变在布教授看来都是孩子成长过程中的"触点"——孩子会在实现某一领域的重大飞跃前出现暂时的行为倒退,这个阶段可以说是"值得庆祝的负担"。

市面上各种帮助婴幼儿实现更好睡眠的书籍并不少见,然而布教授的独特之处在于不仅分享了"怎么做",更阐述清楚了"为什么"。帮助一个孩子发展睡眠方面的自我调节能力并不是一件容易的事情:爸爸妈妈们需要耐受一些焦虑,才可以让宝宝有足够的时间、空间去发展出自我调节能力;又需要足够的敏锐与温情,才可以让宝宝恰到好处地发展出独立睡眠的能力,而不是把这种能力建立在对周遭关系的失望沮丧之上。在这些复杂的情感体验中取得平衡是充满挑战的,如果无法理解"术"背后之"道",仅仅是依样画葫芦般按照操作指南来,效果经常不尽如人意。但倘若能静下心来通过布教授朴实轻松的文字"知其所以然",相信全家实现睡整觉的愿景指日可待。

和喂养、如厕训练一样,睡眠从表面上看是保持人体正常生理功能的行为,但其心理意义亦是深远的。当父母因为孩子的睡眠问题向专业人士求助时,如果排除了可能的生理不适等原因,大部分睡眠问题的背后都会浮现出与"分离"有关的议题:也许是某个重要的照料者回归了职场,也许是离开了熟悉的养育环境,也许是家中添丁或丧亲……睡眠仿佛一个高度浓缩的时刻，"闭上眼，我就要独自去往一个未知的地方"，这样的体验足以唤起白天许多复杂而难以言说的情绪压力。陪伴孩子面对形形色色的睡眠问题，在象征化层面上仿佛是在陪伴他们经历人生中大大小小的分离。如果父母自己的成长经历中有诸多未竟的"分离"事宜，被孩子激活的这部分情感混杂着睡眠不足的身心压力，可能会使得帮助孩子实现独立睡眠的道路格外漫长。

我经常和父母们开玩笑举例说，现如今大部分成年人都习惯于在睡前刷一下手机或看一会儿电视，这仿佛是现代社会赋予我们的全民自我调节能力，帮助我们在进入睡眠前释放掉一些白天的压力。可惜尚无法讲话的小婴儿们既无法与人吐槽，也无法刷手机自娱自乐，除了大哭一场、喝几口奶、享受一些拥抱与谈话之外，似乎并无他法使自己进入到平静的睡眠状态。尽管这种局限性意味着婴幼儿的睡眠模式在早期会高度依赖照料者，但也为照料者们帮助宝宝实现独立睡整觉指明了方向：除了稳定有爱的关系之外，在不同年龄阶段用不同方法帮助孩子发展自我调节能力就是那把关键的钥匙。如何分阶段打造并使用这把钥匙，相信读者们可以通过本书寻找到足够清晰的答案。实现独立自主睡眠不仅能让全家人身心幸福指数上升，也会让孩子建立自尊自信：我可以自己一觉到天明了！这是多么厉害的成就呀！

选择把《让宝宝睡得好》作为本系列最后一本开始翻译的书，也许是有一定无意识层面的原因的：睡眠是一个和分离有关的主题，翻译完这本书，我也的确要和《布教授有办法》系列说再见了。去年布教授在99岁高龄过世，在现实世界中我们与彼此告别。今年年初打下译稿的最后一个字，我感觉自己在情感的世界中也真的要和他说再见了。过去的1000多个深夜与清晨，数不清多少次在字里行间与这位老人相遇对话。尽管翻译了近百万字的书，也曾牺牲过不少睡眠，但和他一样，我期待这些文字可以和许多中国父母及照料者相遇，陪伴大家一起创造与见证孩子们的自在成长。

严艺家

2019年3月　于上海

原著前言

    自从我的第一本书 "*Touchpoints*" 出版以来，我收到来自全国各地的父母以及专业人士的诸多问题和建议。最常见的育儿问题集中在哭泣、管教、睡眠、如厕训练、喂养、手足之争以及攻击性。他们建议我写几本短小精悍的实用手册，来帮助父母们处理这些养育孩子过程中的常见挑战。

    在我多年的儿科从业生涯中，不同家庭都告诉我这些问题在孩子发展过程中的出现经常是可被预测的。在《布教授有办法》系列书中，我试图去讨论这些父母势必会面临的问题，而这些问题往往出现在孩子实现下一个飞跃式发展前的退行阶段。我们试图通过哭泣、管教、睡眠、如厕训练、喂养、手足之争和攻击性等议题的讨论，帮助父母们更好地理解孩子的行为。同时，每本书也提供了具体的建议，使父母们得以帮助孩子应对这些阶段性的挑战，并最终回归正轨。

    《布教授有办法》系列书主要关注的是生命最初六年里所经历的挑战（尽管更大孩子的话题有时也有提及）。我邀请了乔舒亚·D.斯帕罗博士和我共同完成系列书的写作，并且加入了他作为儿童心理医生的观点。我们希望这些书可以成为父母们养育孩子的简明指南，可以用来陪伴孩子面对他们成长中的烦恼，或者帮助父母发现孩子那些令人喜悦的飞跃式发展的信号。

尽管过度哭泣、夜醒、大发雷霆、尿床、围绕食物的斗争等问题是普遍和意料之中的，但这些困难对于父母来说依旧压力重重。这类问题大部分都是暂时且不严重的，但如果没有支持与理解，它们会使整个家庭不知所措，并且严重影响孩子的发展。我们希望书中所提供的信息可以直接帮助处于不确定中的父母们，使他们能够重拾陪伴孩子成长过程中的兴奋与喜悦。

T. 贝里·布雷泽尔顿

第一章 睡眠对宝宝为何如此重要

睡眠不仅是宝宝发育的基本需求，学习睡眠也是宝宝通往独立的必经之路。

第二章 掌握0～5岁发展关键点，整夜安眠不是梦

父母需要耐受焦虑，同时帮助孩子逐步发展出睡眠方面的自我调节能力。

第三章　睡眠问题及解决方法

　　在睡眠问题上，永远不要给孩子压力，永远不要小题大做，永远不要"越俎代庖"。

第一章　睡眠对宝宝为何如此重要

　　睡眠不仅是宝宝发育的基本需求，学习睡眠也是宝宝通往独立的必经之路。

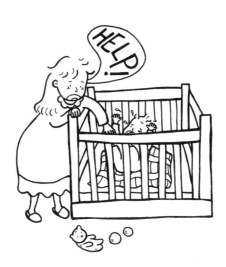

让宝宝睡得好

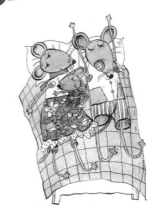

父母们共同的困惑

当我和全国各地的父母进行交流时，最经常被问及的问题都是关于睡眠的："我如何让自己的宝宝在晚上入睡？""我如何帮助宝宝睡整觉？当他醒来，我也会醒，然后我就再也睡不着了。""我应该和宝宝睡一张床吗？如果那样做了，之后我该如何与宝宝分床呢？"父母需要得到这些问题的答案。在孩子成长的头几年，孩子的睡眠问题使他们压力重重。

父母和宝宝都需要睡眠，但他们的需求极其不同。在为人父母之前，大多数人觉得夜间睡整觉是理所当然的。然后，猝不及防地，这一切都开始变得不可能。"自从宝宝出生后我就再也没有睡过整觉了"，这是新手父母中最常见的抱怨。被剥夺睡眠的成年人会无比渴求那些失去的8小时整觉。

为了让父母和孩子彼此适应对方的生活，宝宝必须逐步学习去适应父母睡眠和苏醒的节律，在此基础之上，整个家庭才能形成共同的昼夜节律。

睡眠对宝宝的意义

婴儿的睡眠与成年人的睡眠是不同的。睡眠对宝宝的发展发育而言是基本需求，但随着宝宝的成长，睡眠本身也一直处在发展过程中。通过睡眠，宝宝会完成许多成长发育的任务，例如大脑和身体的生长，甚至为下一天的学习、记忆和专注力做好准备。

对婴儿来说，学习睡眠也是通往独立的一部分。对父母而言，教会孩子睡眠意味着有能力分离，并且能后退一步，允许孩子"学习"在夜间变得独立自主。

父母面临的许多压力会使得他们难以建立起始终如一的睡眠模式。那些白天全天在外上班的父母会发现自己几乎不可能在夜间离开宝宝。"每次他翻身或在夜间大哭时，我都感觉自己必须要去他身边，白天我没有和他相处足够长的时间，为什么我不能通过在晚上陪他一起入睡来进行一些弥补呢？"不知不觉地，辛苦的职场父母们经常会干扰到孩子的夜间睡眠模式。对其中很多人来说，这是他们唯一能够与彼此在一起的机会。

当父母对宝宝过分担心时，让他学习独立入睡就变成了令人痛苦的折磨。"他会在半夜停止呼吸吗？他睡眠的时候呼吸变得很不规律。"即使有时这样的担忧并没有事实根据，学习何时在夜间去查看孩子，以及如何帮助孩子自己入睡，这样的过程也从来都不是容易的。

理解宝宝的睡眠模式是基础

新手父母面对的最大挑战之一是适应睡眠不足的生活。当生活中降临了这个全新而珍贵的"负担"时，内心的责任感会使新手父母更加难以入睡。没有人可以准备出足够的体力以适应夜间每过几个小时就要醒一次。但这样的日子会过去的！最终会的。当宝宝逐渐长大，他睡眠的方式也会发生变化。最初几个月是最困难的，耐心和心怀希望可以有所帮助。在孩子出生后的头几个月，新手父母几乎难以理解有些父母既然知道要面对那么多无眠的夜晚，为何还会急切地想要生更多的孩子。但在未来，有些父母回头看这段时光，甚至还会怀念那些在夜间和孩子温暖并放松地依偎的时光。

理解婴儿的睡眠模式有助于逐步建立起顺畅的夜间作息。

当你的宝宝学习睡眠时，你会了解到当宝宝夜间醒来时，你该如何回应、何时要去安抚宝宝、何时可以判断他很快会自己再次入睡，以及宝宝何时需要你鼓励他自己平静下来。

这个过程远比看起来的要复杂。那些一度能够自己睡整觉的孩子可能会在某些时候出现需要更多外界帮助才能睡眠的时期，我们把这些阶段称为"触点"，这意味着孩子即将实现某方面的飞跃——但需要付出一点代价。在这些特殊时期，宝宝学习新技能的努力（如努力拉着东西站起来，或者学习走路）似乎会干扰到他在更早期所取得的成就，比如睡整觉的能力。父母们并不会期待这些混乱的睡眠阶段，但理解这些阶段也许会让父母们更有可能给宝宝提供安慰与界限。宝宝需要这些才能学会如何让自己重新入睡，学习睡眠是通往独立自主的必经之路。

为人父母最满足的时刻之一是偷偷溜进孩子的房间，看见安眠的孩子放松甜美的样子——呼吸均匀，气味香甜，皮肤软糯，头发卷曲。我女儿睡觉的时候总是掌心合十放在自己的脸颊下，仿佛是在睡梦中祈祷一样。

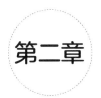

第二章

掌握 0 ~ 5 岁发展关键点，整夜安眠不是梦

父母需要耐受焦虑，同时帮助孩子逐步发展出睡眠方面的自我调节能力。

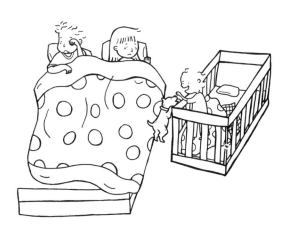

让宝宝睡得好

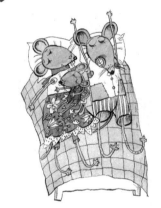

出生前

能够调节自己适应妈妈的作息节律

让父母甚感安慰的是，新生儿在出生前已经有好几个月在调节自己适应妈妈的作息节律了。妈妈也会逐渐意识到她即将到来的宝宝有怎样的作息循环。

到孕期第 6 ~ 7 个月时，妈妈已经知道何时以及在何种情况下，她能感受到胎动和宝宝踢腿。她也知道如果自己没有按时吃饭、压力大或疲劳时，宝宝这些非常活跃的阶段也会延缓出现。大多数妈妈会在一天结束的时候感到宝宝在踢自己，而这个时候妈妈已经累了并且准备躺下休息了。通常她们会说："那是我唯一能察觉到宝宝在自己身体里游动的时间——别的时候我都太忙了。"一些专家认为，宝宝这种活动的节律与低血糖或体内乳酸水平增高有关，当妈妈疲劳的时候，体内乳酸水平就会上升。

尚未出世的宝宝已经在调节适应妈妈的昼夜循环。尚未出生的宝宝在清醒和非活跃状态之间的循环有着她与众不同的行为模式，她也在"学习"适应周围环境。妈妈们告诉我，当孕期进行到第8～9个月时，她们能感受到宝宝的睡眠－觉醒周期变得更长，也更可预测。

具备处理噪声和强光的能力

为了更多地了解这些妈妈们早就知道的模式，我和同事们试着对7个月大的胎儿做了一些有趣的实验，我们在妈妈的肚子上使用超声波机器来观察胎儿对于声音和光线的反应。

· 一开始我们先启动了一个巨大的蜂鸣器。在第一次嗡嗡声之后，胎儿惊跳了一下。之后每一次嗡嗡声出现，惊跳的程度都随之减弱，并且在第5～6次嗡嗡声的时候，惊跳彻底消失了。胎儿仿佛已经能够屏蔽掉那些烦人的声音。我们观察到胎儿停止了移动，把手伸进嘴里，然后让身子背对着声音来源的方向。

· 当我们摇动一个婴儿玩具响铃，胎儿会转过来面对响铃的方向。从这个观察我们了解到，即使在出生前，宝宝也可以屏蔽掉恼人的杂音，并且对更有吸引力的声音做出反应。

· 利用强光，我们制造出了相同的效果。强光第一次闪烁时，胎儿出现了惊跳；但是到了第四次的时候，胎儿就不再有所反应了,并且把身体转开。当我们在妈妈的肚子上转而使用小射灯照射,胎儿转身面对了光线。那种强烈的手术室灯光让胎儿难以招架,但小射灯的光线对他们而言似乎是有趣的。

当我们向父母们描述这些实验,他们会既欣喜又欣慰地得知那个小小的宝贝天然具有处理噪声和强光的能力,并且能够适应他们周围的新环境。在出生前,宝宝们会试着让自己的作息循环适应父母的昼夜循环。即使是在出生前,他们也在为适应外界环境做准备。

新生儿

尽管在出生前就已开始做准备,但新生儿的睡眠模式通常是极其多样的。在重建睡眠-觉醒周期之前,新生儿必须先从分娩和出生的扰动中恢复过来。她终将实现这个目标,但是随着大脑逐渐成熟,她的睡眠-觉醒周期总是会发生改变的。她所处的新环境满是光线和噪声,她不再被子宫温暖地保护着。四肢的突然活动——称为"惊跳",引发孩子大哭,这使得新生儿出现了无助而难以协调的状态，通常这也会引发父母相同的体验。但很快，宝宝会使自己的睡眠－觉醒周期适应父母的，尽管这个过程看起来有点儿慢。

气质类型塑造了宝宝的睡眠模式

宝宝的气质从一开始就塑造了她的睡眠模式。尽管分娩、生产和这些过程中的医疗手段都会使新生儿受到影响、经历混乱，使得其风格和气质变得难以判断，但在最早的几天我们依旧可以察觉到一些蛛丝马迹。

我们曾经相信，所有的新生儿都是相似的，他们会在日后被照料者所改变，任何日后出现的问题行为都会被认为是父母哪里做错了。我们几乎没有意识到在妈妈生产孩子的过程中，所经历的压力和使用的药物影响会有多么巨大。不过如今我们已经了解了许多新生儿美妙而复杂的行为，以及每个婴儿之间都是如此不同。我们也知道这些差异是如何让急切的父母们以不同的方式回应他们的宝宝的。在我的另一本书《婴儿与母亲》当中，我曾描写了三种不同类型的新生儿：安静的、活跃的和"平均的"。同时，我也指出"理解"不同的婴儿类型以及他们是如何塑造周围世界的同样重要，父母们当然已经意识到了这些差异，但他们的观察并不总是被周围的专家或专业人士所尊重。

在随后的几年中，我设计了一张能和急切的新手父母们共同分享的新生儿量表。很多父母现在已经对这个测试非常熟悉了，那就是新生儿行为评估量表（NBAS），许多医院会在孩子出生后进行这一测试。我们发现，为了识别一个新生儿的能力，我们必须研究婴儿的气质类型以及睡眠–觉醒状态。

通过切换"睡眠–觉醒"状态保护自己

新生儿有六大容易辨识的睡眠–觉醒状态，它们分别是深睡眠、浅睡眠（或"快速眼动睡眠"）、介于睡眠和清醒之间的昏昏欲睡阶段、完全清醒状态、烦躁和哭泣。在第一种和最后一种状态中，宝宝会屏蔽来自周围环境的刺激。其他则是过渡性的状态，而清醒则是高峰状态。关于新生儿最引人瞩目的观察之一是她可以主动保持清醒状态和以睡眠及哭泣为主的屏蔽状态。她会动用自己所有的资源，她的心率和呼吸，她身体的运动，以实现在不同状态之间的控制与切换。为了保持尚未成熟的神经系统平衡，她会试着让自己面对周围刺激而避免发生不堪重负的状态。在出生后，宝宝很快学会了从睡眠到清醒再到睡眠的循环，以使自己远离过多刺激，并且去主动寻找她所需要的刺激，使清醒和睡眠状态互相平衡。

分娩和出生后新环境中的刺激会令宝宝不堪重负，恢复一段时间后，宝宝会循环进入清醒状态，并就此打开新世界。在清醒状态时，新生儿的反应是神奇的。她不仅能够看见和听见，也能使自己保持清醒状态——她会抑制各种反射和运动，以对周围做出回应。她会选择哪些是想要做出回应的信息，哪些则是不想要做出回应的信息。并且，如果她周围发生的事情令人难以承受或太过无聊，她会进入看起来像是睡眠状态的阶段。这种睡眠状态几乎像是深睡眠，因为在这种状态中宝宝会均匀地深呼吸，双眼紧闭，身体紧绷。一旦过度刺激的源头消散了，新生儿通常就会醒来。这显示了婴儿通过睡眠状态保护自己的能力。我们将之称为"适应性"——这是婴儿用来屏蔽周围世界的方式。

即使是在早产儿身上，我们也会看见这六大状态以及宝宝如何试图去管理它们。如果宝宝出生时间早于30～32孕周，那么他们的睡眠–觉醒周期尚无法预测。在32孕周之后,宝宝身上通常会以可预测的方式形成活跃与非活跃状态的周期。在34孕周之后,在极度活跃清醒状态之间的安静休眠间隔时间会逐步延长。早产儿护理中心的亮光和持续杂音会影响这些状态。在这些早产宝宝的护理工作过程中,我们只有在调整了护理中心的环境后才观察到了这些周期。在每3小时喂一次奶的间隔中,我们会把暖箱至少盖起来1小时,并且在这些确保的规律时间中,不允许对宝宝进行任何的医学检查或医疗流程。然后,35孕周大的婴儿会开始适应更长时间的睡眠–觉醒周期,喂奶周期也开始变得更可预测。从那时开始,新生儿护理中心开始采用其中的一些方法,当这些小小的早产儿身上开始表现出可预测的作息规律的蛛丝马迹时,这令父母们感到宽慰。为了学习如何在这些状态之间循环,脆弱的婴儿需要得到额外的保护,这对他们的康复和成长来说至关重要。

自我安抚有助于入睡及保持睡眠

即使在新生儿阶段,睡眠及保持睡眠的能力已经是一种优势。当婴儿更能屏蔽外界干扰,能够把手放进嘴里吮吸和安抚自己的时候,他们就更有能力实现这一优势。

当婴儿有能力自我安抚且能接受外界安抚的时候,这对父母而言是极其幸运的。宝宝在浅睡眠和深睡眠、清醒、喝奶和再次入睡的周期会很容易出现,到了出生后的第4周,宝宝可能开始进入了3～4小时一轮循环的模式,并且适应了父母的昼夜节律。而一个活跃的、总是对周围做出各种反应的宝宝则可能完全不同。她可能难以被安抚并且容易醒来,而且她可能会感觉难以集中注意力。经过一段时间的"教学",这些宝宝们可以学会控制这些状态之间的切换,但这意味着父母需要作出更长时间和更复杂的调整。

一个活跃、容易被干扰的婴儿通常不太容易找到自己的拇指或者找到一个舒服的姿势。当她醒来而且烦躁时,她的身体会出现惊跳。而惊跳会引发哭泣和一系列不受控制的活动,这些活动又诱发了更多的惊跳。活动和哭泣之间的恶性循环就是这么形成的。这时父母一定会冲过去把宝宝抱起来,上下摇动,尝试各种方法,甚至把宝宝的安全座椅放在车上四处开动。在那一刻,宝宝疯狂的状态和父母是如此匹配!但一旦父母的各种尝试及努力停止了,宝宝就有可能会再次醒来,并且比之前更加崩溃。此刻,气质类型已经开始在父母和婴儿之间扮演一个重要的角色了。

帮助宝宝自我安抚的方式

· 用襁褓包裹住宝宝的身体——下半身；

· 帮助宝宝找到自己的拇指或拳头——教她学会把手放进嘴里的技巧；

· 给一个安抚奶嘴，让宝宝吮吸；

· 轻摇宝宝，并对她轻声吟唱；

· 抱着宝宝时让她紧贴妈妈（或爸爸）的胸口；

· 轻轻把宝宝放在床上，对她吟唱；

· 使用持续的声音，比如洗衣机的噪声；

· 让宝宝仰睡，但要稍微向一侧倾斜一点儿，以减少惊跳的发生。

活跃且容易被刺激到的宝宝也会被更频繁地喂奶，以试图安抚他们。他们可能会一边大哭一边喝奶，吞下更多的空气，因此需要更加频繁地拍嗝。很重要的一点是，不能过度刺激这样的宝宝。可以想象一下他们有着多么敏感、容易超载的神经系统。为他们创造舒适安静的环境是有一定帮助的。

当婴儿每隔1小时都会醒来并大哭且难以安抚时，父母很容易有挫败感。但是，当父母渐渐地开始了解什么方法是管用的，他们就不会感觉那么无助了。养育一个极其敏感易醒的宝宝通常和养育活跃宝宝一样充满了挑战。我们上面所列举的建议也同样适用于这些宝宝们。

小婴儿一天需要多达16小时的睡眠，其中只有一半睡眠时间发生在夜间，这让父母们自己也能补充一下睡眠。就如本书后面内容中所提到的，父母可以使用很多方法，以帮助宝宝睡整觉和逐步自主面对白天醒来的时刻。

适用于所有婴儿的睡姿

美国儿科学会推荐婴儿采取仰睡的姿势，以减少婴儿猝死综合征（SIDS）的发生。大规模研究显示，当婴儿仰躺时，发生SIDS的可能性会降低。

为了让婴儿习惯于仰睡，必须从一开始就要那么做。一些婴儿看起来好像更喜欢趴着睡觉，因为这可以使他们的四肢在出现惊跳时也保持稳定不动，使得惊跳这一浅睡眠阶段中的正常部分不再那么容易干扰到宝宝的睡眠，然而这些宝宝可能在仰睡的时候会难以安抚自己。对父母而言，尽管让宝宝仰睡可能是更加困难的选择，但这的确有助于预防 SIDS，所以即使宝宝非常活跃，睡眠很浅，父母也要尽量让宝宝仰睡。

让宝宝的双手放在外面，可以帮助她在仰躺时学会通过吮吸手指来安抚自己。同时，用襁褓牢牢包住宝宝腰部以下部位也可以减少惊跳和惊醒之间的循环。当宝宝仰躺睡觉的时候，他们需要在白天多趴着玩，这一点非常重要，因为多趴着可以使宝宝的背部肌肉强健起来。

3 周

"睡眠－觉醒"状态切换开始有迹可循

宝宝到了第 3 周时，睡眠－觉醒周期可能会开始变得更加有迹可循。喂奶更加顺利了，父母们开始了解他们的宝宝。一开始可能每隔一两个小时就要进行母乳或配方奶喂养。但渐渐地，父母开始掌握了控制权——延长喂奶间隔。这个过程通常是无意识发生的，并且通常只是冲去给宝宝喂奶之前稍等几分钟。宝宝的那些躁动不安在一开始会被父母极其认真地对待，但现在只会被认为是"宝宝就是醒了而已"。以这样一些无意识的方式，喂奶被延长到了3小时一次的循环。在这个循环之中，宝宝醒着的时间开始延长了，就如同睡眠－觉醒周期两端的睡眠阶段延长并平衡了整个循环一样。当父母越发确定宝宝发出的各种信号，他们就越能够辨别因醒来或无聊而烦躁的哭泣与饥饿时的哭泣。

通过黄昏哭闹释放过载的神经压力

到了约3周大时，宝宝很可能在一天结束时会出现一段烦躁期。妈妈们纷纷告诉我，她们能够预知这个烦躁易激惹阶段的来临，因为宝宝开始变得神经质、极易被过度刺激并且通常难以安慰。妈妈们也告诉我，当这个烦躁期结束时，宝宝的睡眠更好了。在父母确认了宝宝不是因为饥饿、不适或疼痛而哭泣之后，宝宝通常还需要哭5～10分钟的时间来释放不成熟的、过载的神经压力。在这样的烦躁期持续一段时间之后，父母们通常会频繁安抚宝宝并给他们拍嗝，这使得宝宝更有可能平静下来，进入安静、规律的睡眠状态。这就仿佛他们终于累坏了，并且释放了过载的压力。这种随之而来的睡眠能力似乎使得之前的烦躁期是值得的。

逐步形成某种睡眠模式

很多新生儿似乎是日夜颠倒的。根据父母们的描述，这些宝宝白天一直睡觉。他们是在保护自己远离那些嘈杂、过度刺激的环境吗？这使得他们在晚上频繁醒来并烦躁哭泣，而这正好发生在父母的睡眠时段。被剥夺睡眠的父母可以对此做些什么呢？我通常建议父母在宝宝睡觉至自然醒的 1 个小时前把宝宝叫起来，刺激她并让她保持清醒。每过三四天，把她再提前 1 小时叫起来，直到她所有的活动和清醒状态都发生在傍晚。在这之后宝宝就有可能在夜间延长她的睡眠时间。

让父母们感到安慰的是，虽然宝宝的睡眠在最初看起来难以预测，如今他们开始观察到宝宝们正在逐渐形成某种睡眠模式。医学博士亚瑟·H.帕美里记录了 1 ～ 4 周大的婴儿的清醒时间（不可预测），以及 12 ～ 16 周大的婴儿的清醒时间（可预测），并绘制了下图。

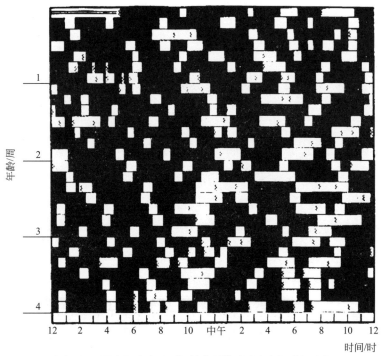

出生后至4周大婴儿清醒时间的典型模式（白色标注部分）

图表由亚瑟·H.帕美里博士绘制

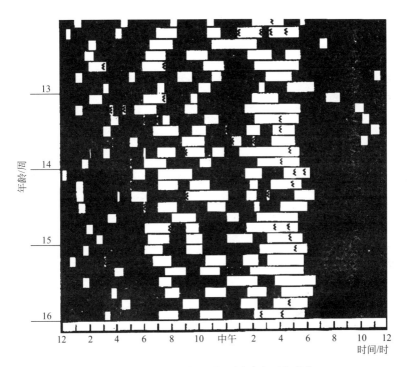

12～16周大婴儿的清醒时间（白色标注部分）

由亚瑟・H.帕美里博士绘制

睡大床 or 睡小床

被剥夺睡眠的新手父母经常会把婴儿带到自己的床上，他们身体的温度可以安抚到婴儿。既然这样是管用的，那为什么不做呢？我们需要考虑到的是，如果孩子在婴儿期和学步期都和父母睡在一起，那么他们一般没有机会学会如何自主入睡以及保持睡眠状态，当父母准备好分床的时候，往往是孩子无法放弃大床回到自己的小床上。也许父母需要从一开始就该思考一下这个问题。

美国的主流文化中强调独立自主，认为这种品质的价值高于许多其他品质。从宝宝很小的时候开始，我们就会期待宝宝在白天不用裹襁褓，在夜间可以独自睡在自己的摇篮里。很多时候，我们在要求这些最不成熟的孩子们尽早实现独立和自给自足。

在美国，和婴儿共睡一张床的妈妈们经常会谈到，当宝宝每三四个小时醒来一次时，母乳可以起到多大的作用。当父母工作一整天后，他们也会因为和宝宝相伴睡眠而无比满足。夜间的分离看起来十分令人痛苦。当然，父母们也会意识到，如果他们开始全家共睡一张床，分离的过程会被延迟，但之后依旧还是可以分床的。到了第2～3年的时候，这些孩子已经学会了睡眠中醒来时依赖父母在旁来使自己重新入睡，这就使得她难以学习自主入睡，也难以在深、浅睡眠周期中保持睡眠状态。父母必须结合自己的生活状况、文化习俗以及宝宝不同的需求去衡量这些决定。

当人们开始研究宝宝与父母同睡是否能对婴儿猝死综合征（SIDS）起到预防作用时，得出的结果是相互矛盾的：一些研究认为宝宝与父母同睡可以预防SIDS，另一些研究则表示不会。在1997年，美国儿科医学会的立场是宝宝与父母同睡不能避免SIDS。在2001年，美国消费产品安全委员会（CPSC）和青少年产品制造商联盟（JPMA）报告称，180名睡在成年人床上的儿童（大部分小于1岁）在前2年内死亡。CPSC建议婴儿不应被放置在成年人的床上。但事实究竟如何，也许有待更多的探寻。这些猝死的婴儿是否具有可能导致猝死的其他因素？他们睡的床到底有多安全？所有关于防止婴儿在摇篮中窒息的建议，如避免柔软的床垫、枕头或玩具，也同样适用于宝宝与父母同睡的情况（参见第三章"与父母同睡一张床"）。

是时候学习醒后重新入睡了

为了能够睡整觉，孩子必须自己"学会"度过深睡眠和每三四个小时醒一次的周期循环。婴儿必须学会适应浅睡眠、大哭、在床上翻滚、自我安抚和重新回归深睡眠的过程。这个要求很高，并且需要时间才能逐步实现。在8小时的睡眠时间中，婴儿通常至少会有2次醒来和焦躁的过程；在12小时的睡眠时间中，则至少会有3次。为了能够睡整觉，宝宝必须学会自己度过这些时间。

如果父母在宝宝每次醒来时都要前去查看，那么父母就一定会成为宝宝让自己重新平静下来的方法中的一部分。如果他们把宝宝抱起来喂奶或者和她玩耍，如果他们轻抚宝宝的后背让宝宝睡在自己的臂弯中，那么他们一定会成为宝宝自我安抚习惯中的一部分。为了帮助孩子实现自我安抚，父母可以通过轻摇、吟唱或给孩子讲故事的方式把孩子安抚到昏昏欲睡的状态。当孩子昏昏欲睡，但还没有完全睡着时，把她放回摇篮里。然后，坐在一旁轻拍她，并且喃喃地说："你可以让自己安静下来的，你可以让自己安静下来的，你可以做到的，你可以做到的。"当她最终进入自我安抚的仪式当中——吮吸拇指，身体蜷曲，手指摸着小毯子或最喜欢的毛绒玩具（我们称之为"安抚物"），她会觉得自己是有能力的，并且能够在每次醒来时安抚自己。渐渐地，父母需要做的会越来越少，这样宝宝就可以自己做主了。

这个成就至少需要三种要素才能达成：

· 父母下定决心要让宝宝学会自我安抚；

· 宝宝有能力进入 3 ～ 4 个小时的睡眠模式，而且饥饿并不会打断这个进程；

· 宝宝的神经系统已经足够成熟，能够让她在夜间延长睡眠时间，并且能够找到她的自我安抚方式。这个过程一般会发生在宝宝 4 个月大的时候。

开启睡前仪式

在接下来的几周，随着睡眠模式变得越发稳定，是时候开始建立睡前仪式了，这将贯穿于孩子的整个婴儿期，并且具有重要作用。

· 给宝宝哺乳，或搂着她喂奶瓶。

· 轻摇她并轻轻吟唱。

· 安抚她，并且在她睡着之前把她放在推车里。如果有必要的话，在把她放到床上之前把她唤醒到半睡半醒的状态——这样她可以学会自主入睡。

· 坐在她身旁轻轻哼唱，并通过轻拍让她平静下来。

·永远不要在床上挨着她支起一个奶瓶。因为宝宝躺着喝奶有可能会呛噎，或把奶吸进肺里。奶、糖水或果汁如果在她的嘴里留一整夜，就会伤害她未来的牙齿，因此永远不要把一整瓶奶留给宝宝。

识别婴儿的需求

在头几周的时候，我会推荐新手父母们在宝宝看起来饿的时候就给她喂奶（按需喂养），通过这样的方式来认识了解他们的宝宝。每当父母试图去给哭泣的宝宝喂奶时，宝宝最终会让父母知道她的哭泣究竟是不是因为饥饿。当父母开始尝试其他技巧（拥抱、轻摇、吟唱），他们就开始让自己的回应和宝宝的需求变得匹配起来。他们开始识别不同类型的哭泣：饥饿、无聊、困倦、不适、疼痛、给过载的神经系统减压。当婴儿开始形成作息节律，父母也可以开始对此做出回应，并帮助宝宝在白天保持清醒和有所反应的状态。当父母试着去理解和回应宝宝的不同行为时，他们无形中开始让宝宝拉长了两顿奶之间的间隔。注意清醒状态和睡眠状态之间的平衡点，这有助于你理解如何帮助孩子建立起一种可靠的睡眠模式。

4个月

到了4个月大时，宝宝的神经系统应该已经足够成熟了，因此她有能力在不喝奶也得不到父母额外关注的前提下睡足8小时（尽管她也有可能做不到）。在某种程度上这个过程也是被逐步促成的，因为父母会在白天无意识地延长宝宝的喂奶间隔。

尽管婴儿在睡眠需求方面堪称五花八门，但到了4 ~ 6个月的时候，他们通常会在夜间睡10 ~ 11个小时，期间醒1 ~ 2次。白天，他们会分两三次小觉，睡足另外4 ~ 5个小时。

通过互动和玩耍延长清醒期

通过在白天延长宝宝清醒的时间，你可以帮助宝宝学着在夜间睡得更久。在4个月大时，宝宝喜欢有人和她交谈。他们会躺在摇篮里或躺椅上，和大人不停地咯咯对笑15 ~ 20分钟。一旦有人给他们换尿布，他们就会咯咯笑，手臂上扬，脸上发光，不停发出咕咕声。每次换尿布都仿佛是一次延长的游戏时间。喂奶过程也开始变得令人兴奋，宝宝会停止吮吸，带着期待的目光望向父母，仿佛在等待父母低头和她说话，去摸摸她的脸颊，或者当她招手的时候去挠挠她的脚底。

当宝宝开始在两顿奶之间变得烦躁时，可以拿一个会动的玩具悬挂到她的上方，以吸引她的注意力（约15分钟）。由于单臂伸展的能力开始发展，一串能被抓到的、碰到的玩具可以吸引她的注意力（当宝宝月龄更大、更活跃，面临把自己缠绕在线中的风险时，这些玩具就需要被拿走）。宝宝对自己周围的世界越来越着迷。基于这种扩张的兴趣，父母可以帮助宝宝把白天两顿奶之间2.5～3个小时的清醒期延长到3.5～4个小时。与此同时，也可能恰恰因为这些变化，宝宝在夜间延长睡眠时间的能力也会随之发展。

一眨眼，父母意识到宝宝可以从晚上6点一直睡到晚上10点，然后喝一顿奶。通常宝宝会在凌晨2点醒来，在床里翻来覆去，并且发出几声唤醒大人的尖叫。父母会冲过去看看孩子为什么会如此不安。他们可能会发现宝宝躺在摇篮里，眼睛睁得大大的，吮吸着她的拳头，摩挲着自己的小毯子，充满期待地看着父母。如果父母给宝宝喂了奶，他们可能会发现，白天每4小时喝一次奶的循环开始始于凌晨2点。

如果相应地，父母稍微等一会儿，宝宝就有可能找到她的拇指、她的毯子、她的"安抚物"，并且安抚自己平静下来，再次入睡。如果父母过度保护，那么就有可能干扰到这个循环。如果在白天父母每到3个小时就会迫不及待地给宝宝喂奶，那么她可能就没机会学习如何在夜间延长睡眠。现在，父母还需要做出一个决定。如果他们在晚上10点自己睡觉前弄醒宝宝并给她喂一顿奶，宝宝就有可能从晚上10点一直睡到早上6点，这能使父母至少拥有8小时的完整睡眠。在宝宝已经有能力睡足8小时的前提下（通常是从晚上6点到凌晨2点），我总是会推荐父母那么做。如果他们能叫醒宝宝并且和她非常简单地互动一下，按照睡前仪式那样轻摇她和对她吟唱，那么她就有可能在之后延长自己的睡眠时间。在凌晨2点醒来时，她可能并不会太过"大张旗鼓"，并且能更轻松地使自己重新入睡。

4个月大宝宝的睡前仪式

- 父母可以轮流来。
- 读一本小小的、简单的绘本，可以指着里面的图片读。
- 挠挠宝宝的脚趾，拍拍她的脸颊，玩玩她的头发。
- 然后喂奶。

· 试着用摇篮。

· 如果宝宝在喝奶过程中睡着了，把她唤醒到半睡半醒的状态，然后把她放到摇篮上。

· 让她仰躺，这样她可以够到自己的拇指。

· 当宝宝逐渐入睡，把拇指放在嘴里，手指也可能会摩挲自己的睡衣或毯子。

· 当宝宝进入深睡眠时，她的吮吸会变得逐渐轻柔，突然出现一阵集中的吮吸，然后就没有动静了。

· 偷偷溜出宝宝的房间，然后享受你的安宁时光！

学习夜醒后独自入睡

如果父母能够鼓励宝宝在白天和晚上依靠自身的资源，并且避免在她哭泣或在床里翻来覆去的时候立马冲过去把她抱起来或每次都试图喂奶，那么宝宝就有可能开始学习夜间独立睡眠。似乎"学习"睡眠意味着需要学会独立运用各种资源。有些宝宝可能极度容易兴奋，并且会因为那些弄醒他们的惊跳反应而失控，那么他们可能会无法令自己平静下来。但大多数婴儿可以在这个月龄学着自我安抚。

　　父母们经常会问，这是否意味着要让宝宝"哭个够"。我解释说，这并不意味着要在夜间疏离宝宝。父母可以去到宝宝身旁，在她身边安静地坐下，轻拍她。我通常建议父母在轻拍孩子的时候也可以哼唱一首安静的曲子，告诉孩子："你能做到的！你能做到的！你自己能做到的！"不要回应孩子想要让你进行更多互动的邀约，让她专注在她的任务上——让她自己平静下来，重新入睡。当你没有把她抱出来喂奶或和她玩耍时，你就是在鼓励她依靠自己的自我安抚模式。有时候当你期待宝宝实现这种独立性时，那些活跃或过度敏感的婴儿可能还没有准备好，但大部分4个月大的宝宝是能够做到的。

　　从另一方面来讲，那些一整天都离开家的父母们可能并没有准备好进行这样的分离。在疲劳的一天结束后，他们可能会想要在夜间体验这种亲密感，享受和宝宝重聚的感觉。

　　我通常会建议白天的照料者让宝宝睡一个长长的午觉或安静一会儿，这样当父母回家的时候，宝宝会是清醒的和好玩的。但如果宝宝一直睡到了下午4点以后，她就有可能会一直醒着，直到晚上10点，那样就不太可能把随后的睡眠延展到8小时那么长，也就意味着当父母需要熟睡时，宝宝内在的生物钟无法调节到昼夜循环的睡眠模式。

对同遭世界的兴趣远大于吃奶

在4个月之后，有一个"触点"已经悄然来临。伴随着学习能力爆发式的发展，宝宝容易进入崩溃状态——无论昼夜。她的状态会变得难以预测和混乱不堪，之前充满节律的作息模式会受到冲击，而宝宝也更容易从睡眠中醒来。她的感知变得更敏锐了，并且她也更能接收周围世界中的更多信息。

例如，现在她的目光已经不仅仅会聚焦在喂奶时离她比较近的父母脸上，也会注意到房间另一端的物体。当她开始对周围能看见和听见的东西充满好奇时，这意味着她很快会对喝奶失去兴趣，不想总是待在乳房和奶瓶边上。她很可能会一开始十分饥饿地吸–吸–吸，但是突然宝宝听见了一种新的声音——有架飞机从窗外飞过，或者突然看到一样好玩的东西——阳光在墙壁上投射出的光影，这让她停止了吮吸。宝宝把头扭开仔细听了起来。每次喂奶都会被这样打断，除非是在一个昏暗的、安静的房间中给她喂奶。相比喝奶，宝宝宁愿望向四周，或者仔细听某种有趣的声音。当然，这会令父母感到紧张，除非他们能理解宝宝拒绝喝奶的原因。

哺乳期的妈妈可能会把这些变化归结于自己："我的奶水

不够好了，也许她在长牙，喝奶让她觉得疼。"宝宝的确有可能是在长牙。如果的确如此，你可以洗干净双手，然后摩擦她下排靠前的牙龈，那里会长出宝宝的第一颗乳牙。你可以按摩牙龈肿胀部分，这样当宝宝再次吮吸时会觉得舒服许多。但宝宝也有可能不是在长牙，她有可能只是被周围的花花世界分散了注意力。她可能会在很短的时间里喝足够多的奶，但需要花更长的时间去满足自己对周围环境的好奇心。尽管她已经不会以过去那样的方式喝奶了，但只要她还在继续生长和增重，那么她应该是喝够了奶的。

频繁夜醒再度出现

这些对于周遭世界的兴趣也很有可能会影响她的睡眠。当她每隔几个小时从深睡眠中醒来，她再也没有兴趣让自己重新入睡了。如果她听到了一个杂音，哪怕只是从你床上传过去的呼噜声或哼唧声，或暖气片发出的叮叮声，宝宝就会彻底醒来。如果她看见任何令她兴奋的东西，哪怕只是街上一闪一闪的灯光，她也会想要追随这些光线，她更有可能醒来，并且退行到她以前那种每3～4个小时就要喝一顿奶的模式。但是，如果父母可以遵循他们更早的模式：等待观察她是否能自主重新入睡，并且如果她做不到的话，可以在床上轻拍她入睡而不是把她抱出来，那么这样的夜醒不会持续超过1周的时间。

如果以前的方式不管用了，那么就需要每4个小时喂养和安抚她一次，并且等待宝宝对环境爆发出的新兴趣逐步退散。然后，再次开始使用"等待观察"的方法。一般来说，在第1周或更长时间的兴奋期过去之后，宝宝就准备好了回到她之前发展出的睡眠模式——每4个小时醒来一次，但会自我安抚，重新进入深度睡眠。

如果她从晚上6～7点一直睡到了凌晨2点醒来，那么再次试着在晚上10点把她唤醒喝奶，然后观察她是否能在你睡觉的时候从10点一直睡到早上6点。帮助她打断睡眠循环，这样的方法兴许是有用的。当这轮唤醒结束时，她很有可能可以睡足6～8个小时。事实上，很多婴儿开始能睡更长的时间了——10～12个小时。但当一个婴儿睡了12个小时，其实她并不是全程睡着的。夜间她肯定会从睡眠中醒来若干次，然后让自己平静下来重新入睡。她正在变得更加独立。

4个月宝宝频繁夜醒怎么办？

· 意识到这是一个触点——当孩子出现新的身心发展前夕，会出现行为上的倒退。这种退行状况持续时间一般不会超过1～2周，除非这些行为被强化了。

· 不要把她抱起来或给她喂奶。如果你无法确定她醒来是否是因为饥饿或出牙，那么可以在晚上10点左右叫醒宝宝，给她喂奶，按摩她的牙龈，并且让她吮吸你的手指来让牙龈舒服一些。然后观察一下这些方法是否管用。

· 如果不管用，那么做好准备把宝宝留在摇篮里。

· 在入睡时，强化仪式感——轻摇、吟唱、读绘本，把安抚物给她（也许是一条小毯子、一个毛绒玩具或她自己的拇指）。

· 当宝宝自己醒来时，帮助她找到自己的安抚物。鼓励她使用拇指，父母要遵循轻声吟唱和轻拍她的模式。这只是暂时的行为倒退，她最终会被这些熟悉的旧流程所安慰到。"你能做到的！你能做到的！你能做到的！"你在促使她自己努力重返深睡眠状态。

· 渐渐地，试着让她自己来。在你去到她身边前先等几分钟，轻轻呼唤她，让她知道你就在那里。如果你

的确到了宝宝床边，不要把她抱出来，提醒她她能够使
自己重新入睡的。

　　·在白天肯定安抚物对她的重要性。例如，当宝宝
沮丧或受伤的时候，把安抚物递给她，让她知道她能够
依赖这样的东西。这个过程也许有些艰难，或许会让父
母感觉自己是在冷落孩子，但这将有助于孩子变得更加
独立。

7 ～ 8 个月

　　相比纯喂奶，添加辅食可能会让婴儿饱足更长一段时间。
到了6个月大时，婴儿可以开始添加辅食了。许多父母觉得，在
晚上喂宝宝类似于米粉这样的辅食可以让他们睡整觉。但6个月
大的宝宝已经准备好了在夜间醒来时再次独立入睡。这也就是
说，单纯靠喂辅食并不会对孩子的睡眠模式产生太大的改变。

　　而且到了6个月大时，宝宝通常已经能够每晚睡12个小
时，只会短暂醒来几次。大部分宝宝依旧会在上午、下午各睡
一小觉，每次持续1～2个小时。但在接下来的几个月里，这

些进步可能会因为一些新的发展而崩塌。

夜醒后也要操练爬行技能

下一轮夜醒高峰也许会伴随着两个新的冲刺发展期而出现。第一个是匍匐爬行的运动技能——这项技能打开了宝宝的新世界。一开始，她只会倒着爬，周围人会看到她脸上挫败失望的神情，因为她已经有了"我要去那里"的意念。她想要向前爬，想要去到比自己手臂伸得更远的地方。一个全新的世界看起来唾手可得。伴随着匍匐爬行能力的娴熟，控制自己身体的能力变强，可以端坐并且翻身转向，宝宝的世界有了全新的意义："我要去那里，我就是要！"甚至在半夜当她从浅睡眠（甚至深睡眠）中醒来时，这也会成为她最大的兴趣所在。她会想要重复那些在白天不断操练的动作，她的睡眠一定会因此被打断。

比"认生"前更加难以忍受黑暗

第二个是关于她对世界越发延展的意识。作为她获取重要他人关注的部分努力，宝宝已经开始发出一些声音，例如遇到麻烦时会说"妈妈"，想要玩耍的时候会说"爸爸"。但她同时也进入了非常重要的阶段——认生（陌生人意识）。当她逐步意识到不同人之间的差异时，她会开始展现出那些把妈妈和阿姨区分开，以及把爸爸和叔叔区分开的新能力。这种精细的觉察伴随着她在认知方面的爆发式发展。被重要的人单独留下会变得比过去更加可怕，一个人待着或者晚上待在黑暗中也开始有了新的含义。

当她在晚上10点、凌晨2点或凌晨5点从浅睡眠中醒来，她会翻个身，或者拼命挤到摇篮里一个并不舒适的角落里。她会意识到被独自留在黑暗中的沮丧感并因此发出抗议。她再次会退回到每3～4个小时夜醒一次的模式。父母感觉自己仿佛输了那场"教宝宝学会睡整觉"的比赛。父母会去到宝宝身边："你为什么醒了呀？你是又感到饿了吗？你是在长更多的牙齿吗？是有什么东西让你感到害怕吗？"自然而然地，内心充满困惑的父母会把宝宝抱起来安抚并给她喂奶。同样是自然而然地，这种非自愿醒来的循环也被强化了。

夜间如此循环往复几轮之后，父母开始意识到这些并非是单一事件："我们又碰到这种状况了，我们现在能怎么做呢？我们应该让她哭个够吗？相比以前把她拍睡，此刻她已经太大了，也聪明多了，好像这么做已经不管用了。"

10 个月

世界如此精彩有什么理由去睡觉呢

对这个年龄的宝宝来说，很多新学会的技能会让白天变得精彩无比，要放下那些事情去睡觉似乎是排在最后的选项。此时爬行与探索到了一个高峰期。宝宝的指尖抓握（在过去几个月她一直在练习同时使用拇指和食指）能力使她能够抓起所有东西放进嘴里。她发现一旦自己冲向电灯插座、电视机或火炉时，这可以让她获得父母的迅速反应："不可以！不可以碰那个！"如果宝宝坚持那么做，那么就会有人过来把她抱开。她在试着控制自己周围的世界，这简直太精彩了！这个年纪的孩子有什么理由想要去睡觉呢？

然后就是扶着东西站立起来了。宝宝会贴着一样家具慢慢挪到下一样家具，她可以扶着家具走遍整个家。现在她可以碰到桌上的易碎危险品了。在这个阶段，她身边需要有寸步不离的成年照料者。如果她开始爬楼梯并且开始攀爬，她知道大人们就在附近确保她远离危险。

新一轮夜醒高峰期到来

尽管她有可能已经回归到了之前一觉睡8～10个小时的睡眠模式，她的所有能量都用在了站起来、前进、绕着自己的小床转和探索她的小世界上。此刻一定会出现新一轮的夜醒高峰期。当她从深睡眠中醒来时，她会自动让自己拉着床沿站起来。一旦清醒过来，她会意识到自己被小床的围栏挡在了里面。怎么翻下去呢？宝宝开始啜泣，然后放声大哭，无助地站在小床的围栏边。

父母们经常会打电话问我该如何处理这种全新的夜醒模式。"她起身站到小床边上并且无法重新入睡。我必须要去到她身旁——什么都要从头再来了。""她在白天能自己躺下吗？"我问。"可以的。""嗯，那么她在晚上做不到这点岂不是有些奇怪吗？也许你需要让她知道她可以的。当你去到她身边时，可以轻轻推她一下，她的身体就会弯曲下来，然后发现她其实能够自己躺下的。但是不要对她置之不理，可以坐在她的床边帮助她再次入睡。"在几个晚上之后，宝宝就会学会如何让自己躺下重新入睡了。一开始，父母们可能会感觉自己是在忽略孩子的请求，但这是一个孩子转向自身资源的契机，这难道不值得被尊重吗？当她意识到自己能够完成这个全新的转换时，你可以观察她的表情是怎样的。

活跃的宝宝可能会继续对站立感兴趣，需要更多的安抚，但大多数孩子能够开始再次启用自己睡长觉的睡眠模式。

12个月

等到了1岁的时候，很多孩子能在晚上睡11～12个小时。一些孩子还是会在上午和下午各睡一小觉，但大部分孩子在第2年的某个阶段会停止睡上午那一小觉。

通过惹麻烦吸引父母的注意力

随着独立行走所带来的兴奋体验，新的睡眠问题也很有可能会涌现出来。新晋的学步儿会发现，自己能够更加完整地探索周围世界。她可以爬到桌子上，甚至可以爬到小床边上。如果孩子试图从小床里翻出来，父母就需要移走小床的护栏，然后把床垫调节放置到最低的档位。也许是时候在小床边上加装经过安全认证的延展部件，如果孩子依旧能够从里面翻出来，那么是时候把她挪到真正的儿童床上了。通常孩子要到三四岁才会挪到儿童床上，但对相当一部分孩子而言，这个时刻会来得更早。你当然有可能需要比以前更为频繁地去查看她。当她拥有更多的力量去探索时，她开始意识到她既能离开处在角落里的父母，也能提醒他们她已经离开他们的视线了。当孩子哭着求助时，不出几秒钟就会收到效果。开始不断玩这种"救救我"的把戏变得令人兴奋，因为那样就可以吸引父母的注意力——也许他们正忙着打电话、在火炉边或做着别的事情。宝宝仿佛是在召唤着父母："你们最好待在我旁边，我现在可能会惹出各种麻烦。"

不断试探并挑战睡前仪式

睡前仪式开始受到挑战。宝宝再也不会轻易顺畅地躺下了，把父母不断叫回来成了一种新的玩耍方式。父母需要给这种"把戏"设定一个界限——不要卷入斗争之中。除非睡前仪式的确能起到帮助宝宝平静下来的作用，除非宝宝确实学会了让自己进入深睡眠状态，不然每一次睡眠分离都会成为一种斗争，因为学步儿会试探父母是否真的是认真的。

这时父母们也会深切感受到,让孩子为了一件事而放弃另一些事是多么困难的事情,尤其是他们接下来要做的事情是睡觉。为了帮助他们,可以事先提醒孩子:"这是我们要读的最后一本书了,我知道你不舍得停下来,但当这本书读完的时候,我们就唱摇篮曲,然后说晚安。然后我就关灯了。"过一会儿说:"记住这是我们读的最后一个故事了,我们还有三页书就读完了,要做好准备说晚安了哟。"当父母们是坚定的,那些试探就会结束,孩子深知这点并且会服从。

日常变化会导致宝宝夜醒增多

每当家中日常发生一些改变,宝宝就会再次开始夜醒。"我们只是周末离开了两天,她和自己很喜欢的外婆待在一起,但从我们回来之后开始,她每晚都会在凌晨2点醒来。她就像是知道我对于离开她感到内疚似的。你觉得她是因为这些原因而夜醒吗?"是的,我觉得是。虽然并非因为愤怒或故意要那么做,但宝宝可能对你们的离开有一些遗留的感受。你当然会去到她身边,安抚她重新入睡。如果你很确定她自己能做到,这种信心也会让她感受到支持。我觉得你们有可能会发现,当宝宝可以睡整觉的时候，她的心情也会和你们一样好。几周之后我通常会听到："我真是难以形容她自己睡整觉之后的早上看起来有多么开心，她说：'我做到了！'，然后搂了搂自己的小毯子。"

在经历了一些压力事件之后，比如去医院打了疫苗，学步儿几乎都会出现夜醒。她可能会在深夜大哭起来，仿佛有些事情非常恐怖，尽管噩梦更有可能要到2岁之后才会出现。当她白天努力实现更多的独立性，她对于依赖的需求也会在夜间显现出来。给她安慰，但让她知道你希望她能够自主重新入睡。在白天的时候，也许你需要让她有机会变得更依赖一些。当她用拇指或安抚物时，要鼓励她这的确是在做一个大女孩会做的事情。在充满压力的一天过去后，她可能会更频繁地来到你的床上，我将此理解为想要寻求更多的安抚。

每一次都可以让她做好心理准备，从头学习如何回归到她自己的睡眠模式中。再次强调她的安抚物以及她的自我安抚模式，目的是为了帮助她想起来她能够使自己重新入睡。你的愤怒与沮丧并不会起到什么作用，但同情和理解是有用的。但关

于她会再次学会睡整觉，她需要你对此保持坚定的信心。当她
真的做到的时候，她会和你一样感到解脱和轻松。

2 ～ 3 岁

伴随独立意识发展夜醒再次出现

在第 2 ～ 3 年的时候，孩子会通过坚持自己的方式来为实
现独立做斗争。父母们要做好准备听到她说："我不要！""我
要自己来！"

当第 2 年的诸多斗争浮出水面时，很多幼儿会出现夜醒。
父母要意识到这种状况是暂时的，并且每次都要帮助孩子重
新学会让自己入睡。在此过程中孩子会出现一段时间的抵抗，
或者会呼唤父母到她身边。宝宝会大哭，仿佛做了噩梦；她
需要父母一直待在身边，仿佛每次分离都是一场悲剧。当父
母本身内心是脆弱的，一整天都不在家里时，孩子会感受到
他们内心的脆弱并且要求他们晚上陪着。究竟怎么做取决于
父母自己。

可能会经历1～2次夜惊

夜惊可能会在第2年和第3年开始，宝宝会笔直地坐在自己的床上，尖叫着，但似乎又没有完全醒来。要唤醒她似乎很难，并且她很可能会在彻底醒来之前再次入睡。对父母而言，看到一个孩子大声尖叫、扑打着四肢、无法被安抚，这是一种令人害怕的体验。但事实是，孩子并没有完全醒来，甚至完全没有意识到她此刻正在做什么。

“这是孩子做噩梦了吗？”父母们想要知道怎么区分夜惊和噩梦。夜惊通常出现在前半夜，在深睡眠的过程中发生。噩梦则发生在后半夜，并且通常出现在快速眼动（REM）或浅睡眠的阶段。当孩子被噩梦吓到时，会完全醒来，并且如果她已经能说话了，她能够说出在梦里发生了什么。通常，梦境会和白天一些不寻常的或吓人的事情联系到一起。孩子会要求并接受安抚，并且很可能会黏着大人，害怕自己重新入睡。也许她需要花一些时间让自己平静下来并感到安心，但通常她会需要大人的安慰，打开小夜灯或者父母答应在她房门边坐一会儿才行。但是安慰无法帮助孩子缓解夜惊的状况。

夜惊似乎有着自己的规律，很多孩子会在这个年龄经历一两次。通常来说，夜惊的时间是有限的，但如果一晚上出现了好几次，或者非常频繁，或者在孩子 6 岁之后还持续出现夜惊，那么就需要和儿科医生讨论一下。夜惊并不是癫痫，并不意味着大脑的功能受损。但对父母而言夜惊很吓人；对孩子而言倒没什么，因为他们什么都不记得。最好在孩子没有醒的情况下让她重新入睡，最好不要在白天过多谈论此事。夜惊时让宝宝待在床上，或者如果她爬下床的话，让她回到床上。

如何处理夜惊

· 不要试图唤醒孩子。

· 让她待在床上，或者如果她已经翻身下床，在允许的情况下要让她回到床上去。

· 确保她是安全的。

· 白天不要谈论此事，她无法在这件事情上控制自己，不断谈论这些会威胁到她对于自身的感受。

· 减少她在白天的压力，因为她有可能正在经历一段脆弱的时期。

精神紧张时可能出现梦游

　　梦游也会在第2年或第3年的时候出现。梦游时，孩子是半梦半醒的状态。梦游的孩子有可能会伤害到自己，因此你必须确保她不会从家中跑出去，或者进入一间有危险的屋子里。如果你醒着的话，走到她的身边，但除非有必要，否则不要限制她的行为。相应地，只是挡住她做任何危险的事情。通常你可以轻柔地把她带回到床上，但可能会需要在他房门边上放一个警报器。上文所述的处理夜惊的方法也适用于梦游。如果大于6岁的孩子出现梦游情况，那么有可能是因为她在白天经历了一些不安，那么就需要释放掉那些可能会加深她焦虑感的压力。作为一种紧张症状，梦游可能会贯穿孩子的整个童年，但如果你能帮助孩子处理那些潜在的压力，梦游的状况就不太会发生。记住一定要确保孩子的安全！

4 ～ 5 岁

逐步放弃午睡习惯

在这些年中，那些仍在午睡的孩子们将会开始逐步放弃这个习惯，父母（或老师）也将学着适应，因为专属于他们自己的珍贵时光可能被打扰。大部分四五岁的孩子依旧需要每天下午有规律的时间来安静地玩耍、"阅读"和休息。大部分这个年龄段的孩子能够每晚睡足大约 12 小时，但新的睡眠问题通常也会出现。

被自己的攻击性吓得做噩梦

这个年龄段的孩子们都有可能变得独断、说话声音更大，也会变得更具挑衅性。当孩子开始意识到自己那些攻击性情感时，她可能会感觉无所适从。如果她在打破规则之后没有被追究责任，她就会感到更加恐慌。在这个年纪，立规矩是会让孩子更安心的，因为这仿佛是在说："有人知道界限在哪里。"这同时伴随着想要试探边界的急切之情，以及诸多充满攻击性的感受，还有那些让她试探自己的神奇愿望是否能梦想成真的体验。我4岁的外孙女曾说："我爱上你了，你是我的爸爸，我要和你结婚。""我已经和你外婆结婚了。""好吧，那没关系，你只要做我告诉你的就行了。我是老大。"如果她真的了解自己在做什么，这可能真的会吓到她。

这些愿望和感受在白天是可以被处理的，但夜间就不行。突然，有一个老巫婆会入侵她的卧室，有个怪兽躲在衣柜里，而巨响（狗吠或消防警报声）开始有了新的含义。她对外界发出的威胁和报复都反过来困扰着她。她感受到拥有那些充满攻击性的念头或想象的力量使她近乎于失控。在这些现象后面，是她对于界限全新的意识："我真的太渺小了，因此必须要一边跺脚一边大叫。"但当她试图觉得自己有力量的时候，也一定会把自己吓到。她一定会担心巫婆和怪兽会在夜里跑出来惩罚她。当孩子开始感受到自控时，也一定会开始出现噩梦，这仿佛是为了平衡那些充满攻击性的感受。

孩子做噩梦怎么安抚

· 重新开始强调睡前仪式，给宝宝读绘本。

· 可以放心地和宝宝依偎在一起，但也需要有一个界限。

· 查看床底和衣柜，"巫婆很吓人，尽管我们都知道她们不是真的。"

· 当她醒来，安抚她，重复上述流程。

· 以坚定的方式结束夜间安抚，并且表达出对她能处理好这些状况的期待。

· 鼓励她使用安抚物和过去的安抚模式来应对眼前的新恐惧。

· 白天，尊重她攻击性的爆发，让她释放掉一些情绪，然后你甚至可以说："这真的很吓人，是不是？当我很愤怒的时候，我也会感到不安。"但要确保你设定了她所需要的界限。

· 在她攻击他人之后，把她抱起来安抚一下，并且说："你知道我不会让你这么做的，这很吓人，不是吗？"

· 现在立规矩开始变得比任何时候都重要："在你自己能停下来之前我要让你先停下来。"知道这一点会让孩子内心平静一些，不仅是在白天，晚上独自睡觉的时候也是如此。

　·记住，她最能够学习处理攻击性情感的方式是通过认同你。当你自己平静下来，让她看到这个过程。"我真的可能会一头撞上那位女士的车，但我没有那么做，天哪，她让我好生气。"

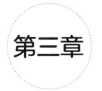

第三章　睡眠问题及解决方法

在睡眠问题上，永远不要给孩子压力，永远不要小题大做，永远不要"越俎代庖"。

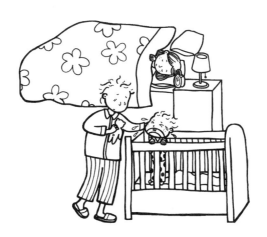

让宝宝睡得好

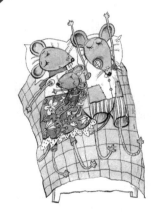

睡前仪式

为什么需要睡前仪式

很少有孩子会放弃好玩的事情主动要求睡觉——不管是睡午觉前还是晚上睡觉前。当他越是疲劳，他就越有可能变得混乱，也会随之进行更激烈的反抗，想要保持清醒。因此，父母们需要建立一套睡前仪式来安抚宝宝。睡前仪式可以帮助孩子从兴奋的活动状态切换到安静放松的状态。在安静放松的状态下，孩子能够发展出他自己的入睡模式。

怎么做睡前仪式

早在宝宝4个月大的时候就可以开始如下的流程：把宝宝安抚到一种安静的状态，然后趁他醒着的时候把他放到床上。通过这样的方式他可以学习如何使自己入睡。这样宝宝就能做好准备：当他从睡眠中短暂醒来时，能够让自己重新入睡。不然的话，每次只要一醒来，他就会不断需要你的帮助——在8小时的睡眠中至少需要你2次，在12小时的睡眠中则至少需要你3次。让自己重新入睡是他自己学习到的仪式，这对他的睡眠很有必要，对父母的睡眠也很有必要。到了4个月大的时候，宝宝已经在生理上准备好了每隔6～8个小时才喝一顿奶；宝宝的大脑也已经足够成熟，能够在学习睡眠这件事情上负起自己的责任。帮助孩子学习自己重新入睡并不意味着父母要让孩子"哭个够"。但如果尿布没有湿并且孩子身体健康，你就没有必要把他从摇篮里抱出来。你可以坐在他旁边，轻柔地拍拍他，然后轻柔地对他说："你可以睡着的！你可以做到的！你可以自己做到的！"可以观察他的身体与呼吸如何开始放松。然后，你要尽量少做一些，这样他可以学习如何让自己平静下来。

从宝宝差不多9个月大开始，他们有足够能力记住你曾经待在这里，并且注意到此刻你已离开了，因此他们可能会需要父母待在房间里陪着他。你可以找一把舒服的椅子坐下来——你可能需要在那里待一会儿。但过一段时间，当你哄拍的次数越来越少时，你也可以把自己的椅子从摇篮旁越挪越远。当你能够逐渐减轻自己在孩子睡眠中所扮演的角色的作用时，他将学会如何使自己入睡。

当孩子日渐长大，傍晚吃完晚饭后就要开始为过渡到睡眠状态做准备了，不能再进行太让人兴奋的玩耍或游戏（这对职场父母而言很难，因为他们会想要有个机会和孩子玩耍！），睡前全家都不看电视或打游戏。整个家都开始安静下来，孩子会知道上床的时间到了。观察孩子开始疲劳的迹象，在他变得太过疲劳之前就要开始进行睡前仪式。

每次做睡前仪式都是你和宝宝进行沟通的好时机。把他抱起来哺乳，或者用奶瓶喂他，在你把他放到床上之前要把奶喝完。然后和他一起看向窗外，对渐暗的天色说晚安。或者把他带到他的卧室里，对着墙上的各种图片和他一起说晚安。你可以在紧挨着他小床的摇椅里轻摇和吟诵，可以给他读他最喜欢的绘本（我读自己孩子喜欢的绘本已经几千遍了）。

睡前仪式也是传递家庭仪式的场合。当你哄孩子入睡时，你一定也会记得自己的父母或祖父母是如何哄你入睡的。你可以和孩子分享那些你童年记忆中的摇篮曲和睡前故事。如果你的记忆里没有这些（或者你并没有美好的睡前体验），也许这也是一个让你从传统文化中发掘摇篮曲和睡前故事的重要机会。

给你的宝宝一个安抚物——他的拇指或其他手指、小毯子

柔软的一角、布娃娃或毛绒玩具，甚至你穿过的不要的衬衫或
外套上剪下的一小角（摇篮里的任何东西都必须要大到无法吞
咽，小到无法导致缠绕或窒息）。6个月以下的婴儿更可能会用
他们的手指和双手去进行自我安抚，因此也许需要等到孩子足
够大了才真的会对某个安抚物有兴趣。教会孩子如何在各种过
渡期通过搂住最心爱的小毯子或布娃娃来替代你的存在。当他
安静下来并昏昏欲睡的时候，轻柔地把他转移到他自己睡觉的
地方，有节奏而轻柔地拍拍他，直到他能用安抚物使自己平静
下来。让他学着用自己的方式进入深睡眠。

遇到挑战怎么办

随着孩子进一步长大，这些仪式也会受到挑战。"我还要
上厕所！就读最后一本书嘛！我害怕，别离开我！"孩子会用
任何可能的方式去试探界限。有时候，这些五花八门的试探方
法和试探的次数也展示着孩子强大的创造力与决心，对这些要
求设立界限是父母的责任。界限是能抚慰人心的，而不是有害
的。你可以提醒孩子："再读最后两个故事，然后我们就结束
了。""去上一次厕所，喝一杯水，就是这些了。"遵守这些设
定，尽管这对你而言可能是困难的，特别是当你一整天都在外

上班时，或者当你自己也觉得孤独时。毕竟，与孩子依偎在一起简直太甜蜜了！

睡前故事

当孩子年龄大到开始思考世间万物的时候，他们一定会对睡眠感到困惑，甚至感到恐惧。这是一个分离的时刻：无论孩子是不是睡在父母的床上，他知道入睡意味着要离开和父母共同存在的世界，进入到一个怪异的梦境世界中。寓言、民间故事、睡前故事和各种仪式在过去几个世纪都帮助孩子们完成着从一个世界到另一个世界的穿越。也许在你自身的成长过程中，也经历过家族中的这些故事与仪式，并且准备好了将这些部分传给你的孩子。

也许你睡觉时脑海中存有睡精灵的故事。当你的孩子昏昏欲睡，也许他的脑海中也会出现一位衣衫褴褛的老头，提着一篮子魔力沙子挨家挨户走着，在每个睡着的孩子的眼皮上撒一点沙子。不然的话，这些沙子早上到底是怎么来到房间里的呢？睡精灵是一个可靠友好的形象，可以帮助孩子驱逐走每晚脑海中出现的巫婆和怪兽。到了五六岁的时候，孩子们可能会再也不满足于这样的解释。他们可能会自豪于自己识破了这个故事并不是真的。他们可能会不断向你试探这些故事的真实性并乐在其中。或者他们也会觉得和你一起假装那些是真实的是个有意思的过程。

在美国的许多家庭中，当孩子掉第一颗乳牙时，大家会庆祝这个被视作"长大了"的时刻。但小孩子对于长大这件事情会感到恐惧，会对此感到不安。对于长大这件事情的恐惧会使得他们希望父母陪在一旁，而这个愿望一定会在晚上面临分离的时候浮现出来。所幸的是，当孩子把掉下来的乳牙放在枕头下面的时候，他们可以等待牙仙子在夜间降临。这样当孩子快要睡着时会不那么孤单，他会醒得更频繁一些，因为牙仙子会拿走乳牙，转而在他枕头底下放一块金币或一样玩具。不然这些东西怎么会出现在那里的呢？

父母们用牙仙子的故事来让孩子们对掉乳牙这个变化感觉好一些。即使6岁孩子已经超过了相信仙女的年纪，他依旧会坚持要为牙仙子的到来做好准备。他也许依旧需要对魔法人物的存在保留一定的幻想，那些人会护佑他和他的身体！

睡前冲突

为何睡前容易起冲突

入睡前的时间意味着孩子（以及许多父母）要面对分离所带来的压力。所有的孩子都会试探一下父母是不是脆弱的。任何一个借口都可以用来延长睡前仪式的时间，并且让父母陪在一旁。到了一岁半或两岁的时候，开始有必要口头设置合理坚定的界限。想要多喝一口水、再去一次厕所、害怕而需要被安慰、多讲一个故事，或者再抱抱——这些都可能是孩子在试图推迟分离的到来。当你知道自己在被试探，就很难在不动怒的情况下设定界限——除非你从一开始就很清楚地知道界限在哪里，并且会遵循它们。由于界限也会令孩子感到安心，你最好在边界一再被逾越之前就把它们说明白："你可以再提两个要求，你可以决定是什么要求！然后，熄灯。"

在孩子四五岁的时候，他们对怪兽和巫婆的恐惧一定会导致入睡前的冲突，伴随这一现象的是孩子正试图了解自己内心那些充满攻击性的感受。

为了让一个受惊吓的孩子感到安心，可以和他一起查看房间四周、衣橱内部以及床底下，"我没有看到任何怪兽，你呢？"即使孩子说"没有"，你也可以补充一句："但你看起来还是有些担心。拿着你的小熊，你可以抱着它让它感觉好一点，我会在旁边的，我也会留一盏小夜灯，如果你希望我那么做的话。"小夜灯、安抚物、他的拇指，这些无论对他还是对你而言都是重要的。

入睡前恐惧如何安抚

入睡前的恐惧感是意料之中的。如果白天孩子有过任何令人害怕的体验，那么父母也许就有必要花额外的时间和孩子聊聊这些部分。睡前那种亲密的感觉以及你在处理孩子内心恐惧时流露出的尊重，这些体验都是重要的。聊聊那些他紧抓住不放的问题背后有怎样的潜在动力，这样的谈话在白天进行会更加有效。和孩子约定一个特定的时间，只是"出去玩玩"，在这样的过程中，他可能会表达和释放内心的那些担忧。

另外，观察孩子在白天那些攻击性以及愤怒爆发的时刻，帮助孩子理解这些情绪，并且在他能够不失控地处理这些情绪时及时给予赞扬。在四五岁这个阶段，就如同青春期一样，孩子很有可能会面临情绪失控的状况。对一个敏感的孩子而言，内在那些愤怒的体验可能会把他吓到，也会令他感到耗竭。让孩子看到你是如何处理自己的愤怒与恐惧情绪的。模仿你的行为，对你的孩子而言是真正的学习体验："那个人对我大喊大叫的时候我真的很想揍他一顿，但我控制住自己了。"不要说教，但要分享。学习处理自身的攻击性是一个漫长的过程，有时候令人感到痛苦。夜间恐惧揭示了这个漫长过程的开端是多么混乱的体验。

如果夜间恐惧持续了很长一段时间，那么也许有必要咨询心理学专家、社工或儿童精神科医生以寻求帮助，厘清这些恐惧背后到底是什么。

尿床与睡眠

5岁以前尿床不是问题

我曾无意中听见幼儿园里4岁孩子之间的对话："你还尿床吗？我才不呢，我不是小宝宝了。""没有，我也不用穿尿布了。"但大人们可能会知道，其中一个或两个孩子还在尿床。

两个孩子都意识到了这方面的压力，并且都在试图去适应它。当一个尿床的孩子感受到这些压力时，这有可能会损害他的早期自我形象。到了五六岁时还在尿床的孩子很可能会感觉自己是"失败的"。也许当父母需要对尿床做出回应时，他们最重要的任务是保护孩子的自我形象。

对很多孩子而言，尿床不仅是如厕训练中最难逾越的一个关卡，同时也有可能是导致睡眠问题的一种因素。有些孩子甚至会努力让自己醒着以避免尿床，另一些孩子则可能还没有准备好去跨越这个如厕训练中的关键一步。但没有一个尿床的孩子是故意的。无论他们是否表现出不安，他们都会感到羞耻和内疚。虽然连儿科医生都不认为孩子5岁前尿床是什么问题，但很多孩子早在4岁的时候就会对尿床有糟糕的感受。我建议父母们接受孩子夜间穿着加大码的尿裤或拉拉裤，直到孩子表示他已经准备好脱去它们了。

尿床的可能原因是什么

尿床背后有一些不同的原因。尽管通常无法寻找到一个特定的原因，很重要的一点是，任何5岁或5岁以上的孩子在试图治疗尿床之前，都需要经过儿科医生的仔细检查。尿床的原因可能因人而异，对那些从未能在夜间脱去过尿布的孩子和那些已脱去尿布 6 个月后再次开始尿床的孩子而言，原因可能是截然不同的。

孩子们尿床的原因通常并不明确，也可能有一定的家族史。如果双方父母在孩提时代都曾有过尿床史，那么他们的孩子就很有可能也会有尿床的问题。尿床并不意味着孩子的膀胱更小，但有一些尿床的孩子似乎认为膀胱未完全充盈前没有必要小便。

很多孩子看起来睡得很熟，以至于他们似乎并不会在膀胱充盈时感受到尿意而醒来。目前尚不清楚尿床是否是发生在这种半睡半醒的状态。一些专家猜测，尿床是否是因为这种半睡半醒的状态所致，就和夜惊、梦游和说梦话一样，发生的时候其实孩子处在即将从深睡眠中醒来，但又没完全醒来的状态。如果是这种情况的话，充足的睡眠也许有助于防止尿床。因为充足的睡眠可以使孩子睡得不那么熟，并且在有需要的时候可以完全醒来。

另一些人则相信，尿床的孩子可能是体内无法产生足够的抗利尿激素（ADH）。如果夜间无法产出足够的 ADH 的话，产生的尿液量就会过多而无法控制。治疗尿床的药物之一就是通过补充这种激素来发生作用的（这种激素本来是由我们的身体天然产生的）。

一些专家认为，在第2～3年时经历过的一些压力（当时孩子正在学习控制自己的膀胱）可能会导致孩子日后出现尿床。这些压力也许包括父母离异、死亡、家庭内部的纠纷或者对孩子施加过大的如厕训练压力等。

如何帮助尿床的孩子

· 保护孩子的自尊，不管做什么都必须是支持性的，而非惩罚性的。

· 吃完晚饭后尽量让孩子少喝水，尽管这也可能没用，但白天喝够水并没有什么害处，并且也不要和孩子就此产生冲突。

· 睡前去两次厕所（低调、无压力）可能值得一试，但如果效果不显著，也不要失望。

· 和孩子一起去商店挑选一个夜间使用的便盆。

· 用夜光笔装饰便盆外围，这样在夜间这个便盆会发出亮光。

·把便盆放在孩子床边，这可以让他省去前往厕所的过程，并且这也象征着你的支持与帮助。如果孩子愿意的话，你可以在自己上床睡觉前把孩子叫醒用一次夜间便盆。

·确保孩子是醒来的，并且能自主完成这些事情（把他抱到厕所是无法鼓励他自己参与其中的）。

·打断他的睡眠模式通常是不值得的做法，但是确保他睡眠充足也许可以帮助他在夜间有需要的时候自己醒来如厕。

·如果他想要成功达到目标，你可以提供建议，在他床边放置一个小闹钟，在他入睡后每隔几个小时就响一次，提醒他再试着用一次便盆。但是要记住，当闹钟响的时候，他有可能已经尿床了，或者即使他的确按着闹钟声起床如厕，但之后还是尿床了。他需要明白闹钟提醒并非是为了吓到他或者惩罚他，而是一个提醒：是时候让他自己做主了。

·永远不要给他压力，永远不要小题大做，永远不要越俎代庖。我并不喜欢奖赏机制——因为那也意味着压力！但奖赏当然要比惩罚好，惩罚永远无法帮助孩子停止尿床。

·当孩子从未成功在夜间保持过干爽，对他施加压力则破坏性更大，这种破坏性本身比尿床的原因要严重得多。我们的目标是帮助他自己做主，而不是实现你的控制！

如果孩子超过5岁并且能够保持夜间干爽已经至少6个月，当他们再次尿床时，则更可能是因为一些医学问题所致，比如尿路感染（特别是女孩）、糖尿病或其他的一些身体状况（尽管大部分并非如此）。当然，那些从来没有停止过尿床的孩子身上也可能存在医学原因，这些原因使得尿床的程度恶化并且经久不愈。有时候可能是有一些精神方面的原因，而精神方面的问题从表面看起来并不会导致尿床。与此相反的是，那些尿床的孩子，特别是当他们长大之后，可能会出现低自尊感和社交回避等情绪问题。他们需要父母的接纳、支持而不是惩罚。大部分尿床的孩子并没有情绪问题，尽管尿床在一些有精神问题的孩子群体中更为普遍。

需要寻求专业帮助的情况

如果你的孩子5岁了，但还是经常尿床，无论他是刚开始尿床还是一直如此，都可以带他去看一下儿科医生。医生会详细询问其发展史，进行身体检查和尿检。通常还没有必要直接去看泌尿科医生或精神科医生。

一旦儿科医生确定尿床并不是因为任何身体原因引起的，他们就可以给你提供一些行为疗法，其中包括你和孩子需要做好的准备、指导、支持和后续跟进方案。这些疗法包括以下几种。

·膀胱控制：这能教会孩子在白天控制膀胱里不断增加的尿液量，并且通过练习"开始和暂停"小便来发展更强的控制力。

·尿床提醒装置：有一些闹铃或震动器可以感知到被单变湿，并且当孩子开始尿床的时候响起来，这也许可以帮助孩子学习在尿床之前让自己醒来（和医生讨论确定应该使用哪种器械）。确保孩子理解这些器械不是为了要恐吓或惩罚他而设置的，而是为了支持他自己对此所作出的努力。

·"干爽训练"：这种方法实施起来比较困难，因为相对复杂，并且需要在一开始的时候，夜间每隔1小时把孩子叫醒一次。尽管这种做法的确强调了积极强化，据说成功率较高，但这种方法会干扰睡眠，很可能会导致其他问题。

·药物治疗：在短期内（通常不会超过几个月的时间）儿科医生可能会开一些抗利尿激素（ADH）以帮助孩子保持夜间干爽——特别是当其他方法都不奏效的时候。一旦你发现这是管用的并且对孩子而言是安全的，那么就把这种药留给孩子在外过夜的时候或参加过夜营的时候。最好避免连续几个月都使用这样的药物。通常当孩子停止使用这种药物时，尿床会卷土重来。

如果5岁之后尿床现象持续，一定要寻求儿科医生的帮助。医生会帮助你找到有效的治疗方法，不然，孩子的自尊感会因为尿床岌岌可危。

与父母同睡一张床

为何选择与宝宝同睡

过去的几个世纪中，父母与孩子同床而睡在全世界范围内都很普遍。现如今，在美国仿佛有某种文化禁忌，使得父母们觉得和孩子同睡一张床是被禁止的。"你可能会翻身压到宝宝的。"当宝宝逐渐长大，有些父母也会担心他们的"性福"时刻被宝宝无意中看到。另外，事实上，与孩子同睡一张床的风潮正在美国重新兴起，为什么呢？因为我们的社会发生了三大变化：女性进入职场、大部分上班族购买力降低（生活成本的增长远高于薪水的增长），以及单亲养育。

在大多数家庭中，父母双方都上班，并且大部分父母必须比过去工作更长的时间以满足家庭的开销需要。我们认为，当父母们选择和孩子同睡一张床时也是在努力适应这种新压力。因为对很多人来说，这似乎是唯一能和家人在一起的方式。在外工作一整天后，他们会渴望与自己的孩子亲密相拥。当婴儿每隔三四个小时醒来一次，那些母乳喂养的妈妈们也会感觉同睡一张床使得这个夜醒过程不那么疲劳，干扰也没那么大。对很多妈妈来说，夜间分离似乎是难以忍受的。

单亲父母更有可能因整天都不在家而感觉内疚，并且会在可能的时候寻找亲密接触孩子的方式（父母自己也可能经历着孤独）。

另外，睡眠问题也随之增加。这也许部分是因为世界更嘈杂了，孩子面临的压力也更大了。但是很有可能，很多父母经历着前所未有的疲劳感，他们也会因为一整天没能见到孩子而感觉痛苦。当孩子在夜间醒来时，很多父母并不确定他们是要把孩子放回到床上，还是要硬撑着和孩子玩一会儿。孩子很快就会利用父母内心的这些不确定感。不管起因是怎样的，很多因为婴儿夜醒而疲惫不堪的父母最终会转投和孩子睡一张床的阵营。

对宝宝会有什么影响

到了第2～3年的时候，和全家一起睡大床的孩子学会了依赖父母在旁来使自己夜醒时重新入睡。然而对他而言，学习如何自主重新入睡、在浅睡眠深睡眠循环中保持睡眠状态就变得越发困难了。

在宝宝还小的时候，和他同睡对父母而言是更简单也更吸引人的选择。在这个阶段，你并不需要担心关于分离或促使他变得更独立之类的事情。此刻，我们所列出的帮助宝宝逐步实现夜间独立的步骤会消解，宝宝会坚决地留在父母的大床上。睡眠再也不是孩子自己的问题了，父母成了孩子睡眠习惯中的一部分，孩子并不知道在离开父母的情况下如何睡眠。

当孩子到了两岁或两岁半的年纪，一方或双方父母会觉得是时候让孩子在夜间变得更独立了。孩子总是动来动去，踢来踢去，他无法在父母不在身旁时自己去睡觉，这些都令人感到心累。父母会互相责怪彼此："都是你把他变得那么依赖的。""让他哭个够吧。"他们感觉需要和孩子分离了，并且他们甚至愿意让孩子在哭泣声中寻求独立。但我并不建议那么做：这对孩子来说太困难了，对父母来说也是如此。当孩子在黑暗中独自啜泣很长时间，他几乎学不到什么——不安会使他无法在父母不帮忙的情况下使自己平静下来。如果父母发现自己面临这样的状况，那么可以循序渐进地进行过渡。

显而易见，你也许无法一晚上就教会孩子如何独立睡觉。如果你让他哭个够（就如有些人所推崇的哭声免疫法那样），那么他最终可能会妥协，但这个代价太大了！

由于受到各种儿童在成年人床上死亡的报告的影响，美国消费产品安全委员会和青少年产品生产联盟共同建议婴儿不应被放在成年人的大床上。但是当下我们无法确定这些死亡是否是由成年人的大床所引起的，还是其他一些不可避免的因素所造成的。面对这些婴儿死亡的悲剧，我们需要一个独立调查小组去探寻背后的原因。此刻，如果你有所顾虑，但依旧想要让宝宝在大床上和你一起睡觉，可以参考本章睡眠与安全相关内容。

如何循序渐进地分床

·在白天再次强调安抚物的重要性（比如一条小毯子或毛绒玩具），在孩子睡午觉的时候、夜间入睡的时候、他感到有压力和受伤的时候，都可以强调这点。

·每当孩子感到压力大需要安抚的时候，搂抱他和他的安抚物。

·把安抚物变成睡前仪式的一部分。他会搂住自己的毛绒玩具或娃娃，并且轻摇着它们入睡，或者在胸前挤压它们（参见本章"睡前仪式"）。

·谈论爸爸妈妈多么需要他们的大床，并且可以紧挨着大床放一张简易小床，让孩子和安抚物待在里面。

·可以让他在那个简易小床里睡午觉和进行睡前仪式。

·鼓励他记住那些睡前仪式中唱过的摇篮曲或讲过的睡前

故事。他可以试着唱歌哄睡自己，或者给自己讲一个安抚人心的故事。

· 你可以在他身边躺下，直到他开始逐渐喜欢上自己的"大孩子的床"。

· 鼓励他睡在简易小床里，你睡在他旁边，在开始从大床过渡到独立小床的过程中，你可能需要让这张简易小床在大床边放上一段时间。

· 当宝宝醒来，你可以拍哄他，对他吟唱："你是个大孩子了，你能做到的。"

· 在你把他搬到他自己房间之前，先等一段时间。

· 试着在白天和午睡的时候，让他去自己的房间。

· 当你的确让孩子睡在了自己的房间里，做好准备在他醒来的时候去到他旁边。

· 当他最终能够独处的时候，你可以在夜间有需要的时候躺在大床上呼唤他，让他知道你就在这里。

从婴儿床到小床

宝宝何时可以睡小床

我经常听见父母们问一个问题："我什么时候可以把自家的2岁孩子搬到小床上？我1个月后就要生娃了，我想把婴儿床留给小宝宝用，老大是不是已经可以睡小床了？"

答案取决于孩子的年龄、体型和成熟度。婴儿床对孩子来讲仿佛是在说"这是你睡觉的地方，你晚上是待在这里的"。当你把孩子挪到一张小床上时，你再也无法限制他起身四处探索的能力。所以不要过早地把孩子移出婴儿床，除非你别无选择。有可能的话，至少要等到孩子三四岁的时候。但也要确保孩子的体重没有超过婴儿床说明书上所规定的体重上限。如果孩子的体重已经超过了婴儿床的安全界限，那么就没什么别的选择，只能搬到小床上了。一些孩子太过活跃，会试图翻越婴儿床，那么这也是让他挪去小床上的时机。然后你需要面对的就是如何给他的房间设置限制——要么在房门装一道安全栏，要么装一个呼唤铃，这样他可以发出声音叫醒你们，但不能随意走出来。一开始，你需要在夜间频繁地去查看他，这样他就不会感觉自己是被关禁闭了。

我永远不会"为了新的小宝宝"而要求大孩子让出婴儿床，这样一定会招致愤恨。要么提前足够长的时间让孩子挪到小床上，这样他能有足够的时间适应自己新的小床，要么就耐心等待（只要安全性不是问题），直到他过一段时间感觉自己准备好"做个大孩子"了，并且能睡"大孩子的床"了。

晨间早醒

我们有一个孩子从未在夜里睡足8小时。她对于晚上上床睡觉相当配合，但她醒得很早，并且会在床里翻动。当我们知道她早上5点就醒了，我们无法配合她那么早起床。我通常会去到她身旁，给她玩一个安全的玩具。等到了3岁的时候，我们鼓励她可以在我们去到她身边之前，先试着自己玩一会儿。

为何会早醒

在早上6点的时候，很多孩子已经睡饱了（对6个月大至

6岁的孩子来说，每晚睡10～12个小时就够了）。如果你的孩子在6点之前就醒了，那可能是因为他需要少睡一点。尽管看起来令人惊讶，但过早醒来也可能发生在孩子睡眠不足时——睡眠不足也会让孩子难以按照正常的方式睡觉。当孩子睡眠充足但睡眠时间不合理时，过早醒来也有可能会发生。

怎么办

可以重新审视一下孩子的睡眠模式，他每天晚上要睡多少小时？白天呢？他的午睡开始和结束的时间是怎样的？他晚上几点上床睡觉？他入睡容易吗？当他醒来时看起来休息充足了吗？在他大部分清醒的时间段里，他是不是看起来心情不错且能保持精神不错？这些问题的答案可以帮助你确定他是否需要少睡一点，还是睡眠总量不变，但需要调整睡眠的时间段。

对那些休息充足、需要稍微少睡一点的孩子，或者那些只是需要在睡眠时间表上略作调整的孩子：

·再次评估他白天的睡眠。

·如果他依旧还会在下午睡觉，考虑推迟、缩短或取消上午的小睡。

· 确保他在下午3点之后不会继续午睡。

· 让他晚一些吃晚饭。

· 让他晚一点上床睡觉，以让他再次调整自己的生物钟。

· 在你上床睡觉前把他叫醒，轻摇他并给他唱歌——并且打乱他的睡眠节律。如果你在这个节点打乱他的睡眠循环，那么很多孩子可以从晚上10点一直睡到早上6点。

对那些因睡眠质量差而致睡眠不足的疲惫不堪的孩子（包括晨间早醒的孩子）而言，你可能需要延长他白天小睡的时间，并且设定更早的晚间上床睡觉时间。当孩子睡够了，他才更有可能正常睡眠——每晚基本能睡够10～12个小时。

所有这些方法都需要时间，但并不会伤害孩子，并且能帮助他调节以适应你的节奏。对任何一个过早醒来的孩子而言，需要确保他的房间在太阳升起天亮时依旧保持安静和黑暗。有些孩子很容易因为早上透进窗帘的光线而从浅睡眠中醒来，或者因为听到外面的一些声响而醒来。试试把窗户完全遮住的遮光帘。孩子可能会需要关上窗户，甚至需要制造一点白噪声的机器——尽管他很可能开始变得依赖这台机器才能入睡。如果你在他一大早醒来时进屋去和他玩耍，那么他一定会在同一时间再次醒来，或下一天醒得更早——以和你共度更多的时光！孩子们很早就学会了如何为他们在乎的事情"在身体里定个小闹钟"。

小睡

小睡需求因年龄而异

对睡眠的需求因人而异，并且随着孩子的成长也会发生变化。对小睡来说也是如此。据我们观察，新生婴儿会在白天和晚上反复睡觉和醒来。到了3～4个月大时，宝宝需要在白天睡好几次小觉——整个白天的睡眠时间大概会有5个小时的样子。6个月大的孩子需要在上午和下午各睡一觉，每次小睡会持续1～2个小时。等到了1岁的时候，这个模式还会持续，但小睡时间开始缩短了。通常在2岁之前，孩子们都会停止睡上午那觉。至少在3岁之前，他们依旧需要睡午觉，有些孩子睡午觉的习惯会持续到5岁左右。

如何帮助宝宝小睡

· 尽管听起来有些奇怪，但一个睡眠充足的孩子相比疲劳的孩子更容易睡着。要确保睡眠时间的规律性，并且足够早（参见本章"睡前仪式""睡前冲突""晨间早醒"和"夜醒"中帮助改善孩子夜间睡眠的建议）。

· 永远不要把睡小觉变成一种威胁或者惩罚。如果以这样的方式表达，任何一个孩子都会反抗睡小觉的。

· 让孩子做好心理准备面对午睡时间。开始吃午饭的时候，提醒他马上就要午睡了。但要积极地谈论这个过程，这是一段可以放松、讲一个故事然后休息的时间。

· 让孩子远离所有的活动。使用他的卧室或其他安静的场所，把所有的窗帘都放下来。如果他觉得家里还有些好玩的事情，那么活跃的孩子一定会想去那里。看电视和玩电子游戏都有可能会让孩子过度兴奋。

· 使用睡前仪式——拥抱他，讲个故事，唱首摇篮曲。鼓励他用安抚物或拇指安抚自己。

这些总体规律可以帮助你了解当孩子拒绝睡小觉时，什么时候可能真的意味着他不再需要睡小觉了。为了确定这一点，你也许需要为孩子睡小觉创造最好的外部条件。

有时候孩子会需要父母帮助以调节他们的小睡时间。每当你试图改变孩子睡眠时间的时候，都要做好循序渐进的计划。在改变小睡时间时，每天改变15分钟（提早或推迟），孩子的生物钟会慢慢进行调整的。

那些早上很早醒来然后在早上稍晚的时候睡小觉的宝宝，有可能是把夜间睡眠的一部分带到了白天，你也许可以帮助宝宝在白天尽可能醒比较长的一段时间，让他的小睡发生在更晚的时间，这也许可以帮助他停止过早起床。

1～2岁的孩子如果持续在上午小睡，他们有可能会在夜间睡眠时遇到困难。当这样的状况发生时，一种可行的办法是让早上的小睡时间越来越晚，并同时提前午睡的时间。最终早上的小睡时段会消失，而孩子只要睡午觉就够了。

当孩子晚上难以入睡或者频繁夜醒，那有可能是因为他过度疲劳。这样的孩子如果白天可以小睡一会儿，晚上也许可以睡得更踏实。如果一个孩子睡眠质量还不错，但拒绝在合理的时间上床睡觉，那么也许他们需要提前自己的午睡时间，或者他有可能准备好了停止睡午觉。

当孩子长大到不用再睡午觉了，但他们依旧需要在每天的生活中预留一些常规时间来放慢节奏。在吃完午饭后，那些不用再睡午觉的孩子也许可以从"看书"、独自玩一些类似于拼图之类不需要太多身体活动的玩具中获益（父母也是！）。虽然他有可能会抗议，但你可以以积极的口吻谈论这段休息时间，告诉他这段时间能让他为自己充电，并准备好面对更好玩儿的下午时光！

撞头

为何会撞头

很多容易兴奋的孩子会撞头或把头摇来摇去。有些孩子则会用手和膝盖把自己支撑起来晃动身体，有时候会用头去撞击婴儿床的围栏。很快，撞击所带来的声音成为了安抚的重要来源之一，就像轻摇会让很多小孩子感到安慰一样。撞头、摇头或其他一些充满韵律的肢体动作会给这类孩子带来安慰，尤其当他们想要平静下来睡觉的时候，或者当他们在夜间醒来的时候，或者当他们在深睡眠与浅睡眠之间来回切换的时候。

　　撞头的行为会令父母担忧。尽管这种行为模式在1岁以内的孩子当中比较常见，并且通常会持续到3岁左右，父母几乎无法体验到这种行为所带来的舒适感。但在这些年龄段的孩子中，撞头行为本身很正常，只要孩子身体健康且发展正常，就不需要太过担心。通常这一行为会持续几周或几个月，并且常常会在孩子第一次尝试这种行为后的1年内逐渐消失。有时候这种行为似乎会在某个触点出现——比如当新的发展技能如站立和行走消耗孩子大量精力的时候。在这样的触点，当身体运动如此引人瞩目时，这让他们比平时更难以平静入睡。通常，孩子们会寻找到别的方式来安抚自己。有时候父母也能帮上忙，你也许可以帮助孩子学会用撞头以外的方式安抚自己。即使你并没有成功做到这点，3岁及以下孩子的撞头行为也很可能会自己消失。当这种行为变得严重时，可能预示着孩子内心所承受的压力较大，父母要寻求机会去安抚孩子，并帮助他释放一些压力。

当撞头行为让人担忧时

· 首先，尽管撞头行为看起来非常令人费解不安，但要意识到这个动作的实质是孩子试图让自己平静下来。

· 接下来，接受一个现实，如果逼着孩子放弃这个行为并因此发生冲突，这样的斗争你注定是要失败的，并且很可能会再次强化这些行为。如果你让孩子知道你因为他撞头而困扰并且希望他能停下来，你有可能就会面对两种动机不同的撞头。他用来自我安抚的撞头行为还会继续，但现在又多了一种动力，当他想要得到你的关注，或者试探他在你身上有多大影响时，他也会开始撞头！如果把撞头行为变成了冲突焦点，那么孩子一定会在这场战役中获胜。

· 除非孩子能用另一种方式替代撞头，否则你不能指望他放弃这种自我安抚的方式。他也许需要你帮助他寻找到别的安抚方式。你可以在白天给他介绍一个安抚物（心爱的物件），并且鼓励他在夜间使用这个东西，这可以让他多一种安抚自己的方式。

· 如果他能够通过晃动身体使婴儿床移动，他很快会发现这种移动和声音都令他感到舒适。这种每隔4小

时发生一次的吵闹声会令所有人感到困扰。为了防止
婴儿床移动，并且降低噪声，可以在婴儿床脚使用橡
胶脚轮。

·可以把婴儿床放在房间中央的一块厚垫子上以降
低噪声。

·提供其他有节奏的替代品，以帮助孩子平静下
来，比如音乐或老式时钟。

何时需要寻求专业帮助

尽管对家庭其他成员而言，这些行为令人恐惧和困扰，但
对3岁以下总体健康、快乐和发展正常的孩子来说，撞头行为
通常是正常的。当一个孩子有诸如自闭、失明或智力迟钝方面
的状况时，那么这样的行为也是普遍的。但在这些情况下，孩
子有可能会因为撞头而严重伤害到自己，甚至有必要佩戴头部
保护装置，比如头盔。

如果孩子大于3岁，且在更早的时候没有出现过撞头现象，
或者已经停止撞头很长一段时间了，那么出现撞头现象可能意
味着孩子内心有所担忧或承受着压力，或者需要你的关注。一

定要观察他和你的生活中是否存在一些压力。当父母在生活中正经历着一些压力时，这些压力在孩子的体验中会比父母所想象的更严重一些。如果孩子需要你更多的关注，试着找到一段规律的、固定的时间和他待在一起——但不是在他撞击自己头部的时候！

何时需要担心并寻求医疗干预？

如果撞头、转头或摇头：

· 持续时间超过15分钟；

· 每晚会重复出现多次；

· 在持续18个月后依旧没有消失；

· 在孩子3岁以后才出现，或者到4岁还未停止；

· 孩子本身情绪不佳、身体不健康或发育不良；

· 大孩子本身具有焦虑特质，受过创伤，或承受着压力；

· 导致孩子出现瘀青、抓伤或其他的一些伤害。

如果父母已经尽力避免孩子承受压力并且给予了足够的积极关注，但孩子的撞头行为依旧没有停止，那么心理专业人士（心理学家、儿童精神科医生或社工）也许可以给到帮助。

夜惊

一声吓人的尖叫让你冲到了孩子的房间里，他可能看起来是醒着的，但他对于你试图安抚他的尝试并没有什么反应。你应该叫醒他吗？即使你试图那么做，他也有可能会望向远方，仿佛你不在身边似的，或者他也有可能变得躁动不安。事实上，把他叫醒可能并没有必要，甚至是不明智的。如果你不唤醒他，他更有可能平静下来。当尖叫逐渐平息，他安静下来，并且对于这些恐怖的场景全无记忆。他并不会遗留下什么恐惧感，除非父母的恐惧影响了他。由于夜惊会令父母无比不安，我试着回答一下这些父母们最常询问的问题。

夜惊是做噩梦吗

夜惊和做噩梦是两回事。做梦的过程只会发生在浅睡眠阶段，也被称作快速眼动（REM）睡眠。而夜惊则通常发生在孩子睡着后的2小时左右，在那个时候，孩子的第一轮深睡眠即将结束，而浅睡眠期尚未完全到来。在这些时间段，没有梦境，并且大脑也并不形成记忆。在夜惊发生时，孩子心跳会加快、呼吸急促，并且他可能会浑身冒汗。但他并不会叙述自己任何的梦境，事后也不会回忆起这种"惊恐"感。

夜惊是癫痫发作吗

夜惊并非癫痫发作，尽管很多父母会担心它们是一样的。发生在睡眠状态下的癫痫通常更可能在晨间发生，并且孩子有时候会因为感知到癫痫的到来而醒来，或者记得这一幕发生前的时刻是怎样的。当癫痫发作结束，孩子很可能已经醒过来，并且可以被父母的安抚所抚慰。每次癫痫发作都高度相似，而夜惊的行为表现则更加多元化，可能是尖叫、大哭、胡言乱语、在床上挣扎等。可以联络医生以帮助排查孩子到底属于哪种情况。

夜惊时为什么不要叫醒孩子

对孩子而言，夜惊压根不是真的恐惧，尽管这种状态会令父母恐惧。任何父母都会想要安慰尖叫的孩子，并且在孩子无法回应的时候感到恐惧。如果你听到孩子在动或尖叫，但看起来并没有完全醒来也没有完全睡着，并且看着你的眼神很空洞，那么你需要后退一步，暂且不要管他。如果你不和他说话或碰他，他更有可能会直接重新入睡。如果你试图去安抚他，可能只会让他卡在这个怪异的睡眠阶段——刚从深睡眠中出来，并未完全醒来，但又无法再次进入深睡眠当中。在不叫醒他的情况下让他回到自己的睡眠中，那样他会睡得更好。预防夜惊的最好方式可能是在午间和晚上都有充足的睡眠。

夜惊有危险吗

在6岁以下的孩子当中，夜惊是普遍的，因为他们的深睡眠程度通常比大孩子或成年人更深，在一轮深睡眠循环结束之际，他们更有可能会陷入这种怪异的、并不全然醒来的状态之中。夜惊在小于6岁的群体中是正常的，而且并不危险，除非孩子动作幅度太大伤害到了自己。这种危险的情形在6岁以下的孩子群体中很少发生，更可能发生在年龄更大、特别是进入青春期之后的孩子。你可能需要轻柔地限制住孩子的大幅度动作，尽管这样可能会令他更加狂躁。最好的方式是清除任何可能让他伤害到自己的物品，并且堵住他通往窗户或大门的路。

夜惊会导致其他问题吗

夜惊通常并不会导致其他的睡眠问题，比如反复出现的梦游、说梦话或做噩梦。梦游、说梦话与夜惊比较相似，因为它们也发生在一轮深睡眠阶段的结束期，孩子在那时还未完全醒来，也尚未进入下一个睡眠阶段。但它们都不是由夜惊所导致的（参见本章"梦游"和"说梦话"）。但不管在什么年龄阶段，周围人因为孩子夜惊而小题大做可能都会令他感到尴尬，并且感受到更多的压力。

夜惊通常在什么年龄出现

夜惊似乎在18个月至6岁之间的孩子中发生得最为普遍。在6～18个月大之间，一些孩子可能会从深睡眠中醒来，进入到一个并未完全清醒的状态，并放声大哭。当这些年纪的孩子在想要喝奶、换尿布或寻求安抚时醒来大哭，则和夜惊完全是两种不同的状态。当孩子因为一个特定的需求而醒来时，他们通常会对父母的努力有所反应。但在夜惊发生的半睡半醒状态下，孩子对于父母拼命安慰自己的努力毫无反应。如果父母不去干涉、打扰，他们最终可以让自己平静下来进入浅睡眠。

　　当孩子从深睡眠进入到未完全醒来的状态时，到底是在床里翻滚，还是尖叫、说梦话或走来走去，这都取决于他的年龄。学步儿更有可能在床里滚来滚去，或者发出含糊不清的声音，直到他们长大到能够说话为止。从2岁开始，尖叫和大哭变得更有可能，有时候孩子甚至会下床梦游。等到了6岁之后，夜惊不再那么经常出现，因为大部分孩子已经睡得没那么深了。6岁之后，这种复合的深睡眠－清醒状态更有可能会导致梦游，并且情感因素也开始发挥作用（参见本章"梦游"）。

噩梦

为何噩梦对小孩子影响更大

　　噩梦是指恐怖的梦境，它们会把孩子吓醒，使他放声大哭、浑身颤抖，并跑来你的床上。这时孩子需要得到父母的抚慰。所有的孩子（和成年人）都会时不时经历噩梦。但对5岁以下的孩子而言，噩梦造成的不安程度是最高的。为什么？在两三岁的时候，孩子还无法全然理解什么是梦，或者无法意识到这并不是事实。到了四五岁的时候，孩子开始意识到梦并不是真的，但这种认知依旧是摇摆不定的。另外，这个年龄的孩子依旧需要相信他们"美梦"里那些积极的部分，因此他们也无法放弃相信那些"噩梦"的部分。即使有一天孩子意识到噩梦并不是真的，但他们依旧需要面对噩梦所带来的恐怖感受。

噩梦经常会让孩子害怕重新入睡。有时候孩子已经记不得梦境的具体内容，但他可以清晰记得梦境唤起的感受。如果这个过程经常重复出现，他很可能会对上床睡觉充满恐惧。因此在经历噩梦之后，孩子需要你的安慰和理解。

噩梦何时会出现

有时候，当孩子睡着后有哪里不舒服时就可能会出现噩梦，例如一条手臂被压麻、充盈的膀胱或被子掉地上导致双脚冰凉。这些令人不适的身体感受会在噩梦中呈现，仿佛成为了恐怖故事中的一部分来"迫使"孩子醒来解决这些问题。

当孩子在经历一个压力重重的阶段时，噩梦最有可能会出现。家里有了新的小宝宝、一段创伤的经历、父母出差——这些都有可能会导致噩梦。如果这些压力显而易见，那么就相对容易理解噩梦为何发生，并且能安慰孩子："你在晚上当然会感到担心的。自从被那条狗追着跑之后，你哪怕在白天也会很担心。我会多唱一首歌，多摇你一会儿，我们今晚可以聊聊此事。如果你需要我，我会在你哭的时候来到你的身边。"你的目标是帮助孩子学会自己克服对于噩梦的恐惧——他一定会的，尽管在他对这些还没有做好准备的那几年里可能还不行。

　　噩梦背后可能还有更多创伤性的原因。当经历了某个家庭成员、亲属或好友的死亡时，很多孩子会害怕睡觉，因为他们可能会把死亡和睡眠联系到一起。而成年人对于死亡的解释可能会令孩子对于睡眠更恐惧："就是闭上眼睛，然后睡着——永远不醒来。""在他睡着的时候天使降临并把他带走了。"这时噩梦就很有可能会产生。在死亡发生后，安慰孩子是很困难的，因为对我们任何一个人来说，面对死亡都是如此艰难的一件事。当父母因为可以理解的原因而无比哀伤或逃避的时候，孩子可能会继续体验那种恐怖的感觉。但是，以简洁明了和准确的方式提供信息，则相对不容易转化成恐惧与噩梦，这样的方式是有帮助的："当人非常非常老，或病得非常非常严重，或有很糟糕的事故发生时，人会死掉。当人死的时候，他们并不是睡着了。他们的身体停止了运作——他们无法思考、感受或者移动，他们的生命结束了。但我们永远会记住那些我们在乎的人，即使他们已经死了。"

在儿童发展的一些特定阶段和触点时，噩梦的出现也是意料之中的。两三岁孩子的噩梦经常是关于迷路的，或者在危险状态下找不到父母帮忙。尽管"怪兽"似乎是个问题，但真正的问题是关于"分离"。当一个正常、健康的4～6岁孩子试图处理内心那些全新的攻击性情感时，噩梦和恐惧经常会出现。白天那些全新的恐惧（例如关于蜜蜂、电梯等）或者巨响（例如打雷、消防警报、狗吠）会在夜间以无法预料的噩梦形式出现。4岁孩子很可能会央求你"看看衣柜里或床底下"有没有怪兽或巫婆。在这个年龄，怪兽和巫婆代表了孩子内心那些吓到他的感受。他正试着去掌控那些全新的、太过刺激的感受——关于攻击性的、关于孤身一人的以及关于失控的感受。当他面对这些感受并试图去管理它们时，他需要你的理解。

噩梦和夜惊不同。夜惊通常在孩子入睡后2小时左右出现，而噩梦出现的时间是入睡好几个小时之后。孩子从噩梦中醒来的时候看起来是惊恐的，并且会准备好告诉父母："我害怕。"年龄较大的孩子能够表达："我做了个噩梦。"但是在夜惊之后，尖叫的孩子通常并不会醒来，并不记得发生了什么，也并不能够去谈论这个过程。如果他的确醒来了，通常也会很快再次入睡。但是在噩梦之后，孩子很可能会表现出害怕，并且难以再次入睡。夜惊通常在孩子6岁以后结束。孩子在4～6岁的时候格外容易做噩梦，而且这种现象会一直从2岁延续到整个成年期，特别是在人经历压力的阶段。

如何帮助做噩梦的孩子

在睡前：

· 和孩子一起坐下，用足够长的时间去聊聊他的那些担忧。但如果这样的对话令他不安或过度刺激到他，那么就是时候停下来了。对有些孩子来说，谈论担忧的感觉最好是在白天进行。

· 接纳他的恐惧以及想要依赖你的需求，但给他一个清晰的信号——"还有5分钟""最后一个抱抱"，然后坚持下去。

· 提醒他所有那些可以安慰到他自己的方式：他可以轻轻哼唱的歌，或者他今天经历过的好玩的事情。

· 在他的房间里留一盏开着的小夜灯。

· 鼓励他使用安抚物（例如一只泰迪熊、娃娃或最喜欢的一条小毯子）作为陪伴或以此来抵御恐惧。

·试着讲一些帮助孩子理解恐惧和情感的睡前故事——以间接讲述的方式。一些这方面的绘本对此会有一定的帮助。

·如果他在做噩梦之后来到你的床边，允许他依偎着你直到他感觉好一些，然后把他送回到自己的小床上。

·在他床边短暂地坐一会儿，帮助他完成这个过渡，以示安抚。

在白天：

·帮助他检查床底下和衣柜，寻找怪兽，这样他可以自我安慰那里什么都没有。

·在白天帮助孩子处理那些"失控"的感觉："记不记得昨晚你有多么害怕怪兽？有时候白天那些害怕的感觉会在晚上以梦的形式回来。你知道我什么时候会害怕吗？当我变得非常生气想要打人的时候，但当我让自己再次平静下来时，我会感觉好一些。这在你身上发生过吗？"

·当你的生活中有些事件会令孩子感到不安，用他所能理解的方式提供一些简洁明了可靠的信息——也许是关于搬迁、离异或死亡的。可以通过观察他的表情和身体语言来判断你给的信息是否超过了他所需要的范围。

·在可能的情况下减少一些压力。宝宝的噩梦也许是他以自己的方式在表达他还没有准备好走出你希望他走出的那一步。

·确保你了解孩子在观看哪些电视节目、电影或碟片或玩哪些电子或电脑游戏，里面可能会有暴力和恐怖情节，或者它们可能包含一些孩子无法理解的成年场景。当孩子信息过载时，他会难以消化那些信息，因而内心充满恐惧。无论他是否会通过表现出"威猛"的一面来掩盖那些恐惧，噩梦都有可能会出现。

睡眠与安全

在某些时候，婴儿在夜间是可以很活跃的。他们会在床里钻来钻去，仿佛在寻找一个角落安放自己。早产儿研究者伊芙琳·托曼认为，早产宝宝会想要在婴儿床里找到一个角落，让自己的头钻进去——也许是以这样的方式重现子宫里的包裹感与安全感，毕竟他们离开子宫太早了。因此，为了宝宝的睡眠安全，你需要有一系列预防措施。以下是一些预防窒息和呛噎的基本方法。但是，所有的父母都必须学习急救方法，并且将急救电话贴在电话旁边。父母也需要考虑参加社区医院或红十字会的婴儿心肺复苏（CPR）培训。

在婴儿床里

· 重要的是，婴儿床中需避免使用任何会揉成一团的床上用品。太过柔软的床垫、枕头、婴儿靠垫或别的柔软床品都有可能会让婴儿的脸嵌入或埋入，从而导致窒息。永远不要在婴儿床里使用枕头。

· 婴儿床的床垫应该是平整结实的。

· 宝宝应穿着能包裹住手脚的睡衣，使他感到温暖舒适，这样就可以避免使用那些可能会缠绕住他或使他窒息的床单或毯子了。

· 柔软的床垫对婴儿来说并不安全。他可能会陷在里面，或者把脸和头埋进去，吸入大量自己呼出的二氧化碳。当这样的情况发生时，他周围的氧气含量会降低，宝宝会变得迟钝，无法得到更多空气。如果婴儿和大人们睡一张床，父母也需要确认床垫是结实的，不会使宝宝的脸或头陷在里面，而且大人躺的位置不要离宝宝太近。

·婴儿床围栏两根木条的间隔不能超过6厘米。如果围栏木条的间距过宽，这会让宝宝的头部卡在里面，从而导致窒息。一定要查看婴儿床和婴儿床垫、任何便携式婴儿床及婴儿围栏上的产品安全认证标识。

·婴儿床的床头板和床尾板应该是坚硬的，并且紧挨着婴儿床垫的两端，这样宝宝的头部就不会卡入缝隙。确保能把围栏放下的那侧门闩运转良好，当宝宝在床里的时候不会被打开。当宝宝在婴儿床里的时候，永远要把婴儿床侧板锁定在合上的位置。

·确保婴儿床没有用含铅油漆，也没有掉漆现象。因为宝宝会吃下含铅油漆的漆块，这会导致铅中毒。

·确保在婴儿床里没有任何他可以捡起来吞咽的东西。如果婴儿床上方有线或绳子，需要确保它们在宝宝无法够到的范围。当宝宝能够用手和膝盖把自己撑起来时，就需要挪走那些在婴儿床上玩的玩耍垫或玩具。

·婴儿床永远要远离暖气片、窗帘、窗户等可能会有安全隐患的物品或地方。

·如果你不是一直在宝宝身边待着，那么睡眠监控器可以让你在宝宝遇到麻烦的时候听见他大哭的声音，这会让你感到放心一些。但有时候这种监控器也会过度提醒。每次当小宝宝在床里移动或者进入浅睡眠状态时，你都会得到提醒。当孩子逐渐长大，婴儿猝死综合征的风险降低，也许可以寻求儿科医生的建议，看看是否还需要使用睡眠监控器。

·婴儿床的保险杆应该被紧紧绑在婴儿床的上方及下方、两端及中央。但一旦孩子能够站立了就需要把它们拆除，因为这有可能会成为孩子从婴儿床里翻出来时的扶手。

·当学步儿可以从婴儿床里翻出来时，那么是时候把他挪到小床上了。

在父母的大床上

· 如果你已经决定在自己的床上和宝宝一起睡觉，那么要排查下面这些潜在危险：宝宝的头是否会卡入床头板、床尾板和床框（你最好是把床垫直接放在房间中央的地板上，下面垫一块厚实的地毯）；柔软的床上用品是否会导致缠绕或窒息（这些床上用品必须要远离婴儿，也不能放在床垫旁的地板上，以防宝宝从床上跌落时发生窒息）。如果是睡在带架子的床上，需要在床的周围铺上厚实的软垫以防止宝宝跌落。

· 考虑使用那种有一边可以和大床相连的半开放婴儿床来实现共同睡眠，这样做可以防止许多可能的危险。

· 如果你睡得很沉，那么不要和婴儿睡在一起。服用导致沉睡的药物或酒精都会增加你翻身压到熟睡婴儿的风险。

· 不要让6岁以下的孩子睡在上下铺的上铺。确保护栏和床架及头尾板所有空隙之间的距离都不超过8.5厘米。

在车里

·当你的宝宝在汽车座椅里睡觉（孩子1岁以前、体重尚未达到9千克的时候需要反向安装安全座椅）时，确保他不会突然头部向前冲，因为这有可能会伤害到他的颈部肌肉或脊椎。如果宝宝的头会向前冲，这可能意味着安全座椅还不够倾斜。美国儿科医学会推荐"将安全座椅尽量后仰安装，直到差不多呈45°（根据生产的说明书），因此安全座椅可能本身就有内置的后仰调节器。如果没有的话，可以塞入结实的填充物，例如把毛巾卷起来放在安全座椅的前端下面"。

·永远不要把孩子单独留在车里，特别是睡着的宝宝。

更多信息可参见美国儿科医学会网站（www.aap.org）以及美国消费者安全委员会网站（www.cpsc.gov）（亦可参见本章"从婴儿床到小床"以及"婴儿猝死综合征"内容）。

睡眠呼吸暂停

呼吸暂停意味着呼吸停止了。睡眠呼吸暂停在儿童群体中颇为常见，然而对于婴儿和大龄儿童群体的意义则截然不同。很多年龄较大的孩子会在夜间规律呼吸时出现呼吸错乱。尽管任何一个小的片段都不足以威胁到生命，但每晚它们都可能一次又一次地出现，这种现象经年累月。这种费力呼吸或呼吸暂停的时刻会干扰到睡眠，因此也会影响孩子的行为甚至健康。通常这样的孩子会存在一些医学原因而造成呼吸道不通畅（亦可参见本章"打鼾"内容）。

在婴儿当中，睡眠呼吸暂停的现象并不经常出现。但是单一的呼吸暂停如果持续时间过长，则可能会威胁到生命，并且需要立刻接受紧急医疗救援干预。

发生在婴儿

当呼吸暂停时，早产儿或在分娩过程中遇到各种困难的足月婴儿最容易在这种时候发生危险。有时候可能是这些脆弱婴儿的大脑通往肺部的信号回路还未完全协调好。

在足月婴儿身上，有一种模式被称为"周期性呼吸"，这是一种正常发展状况。宝宝的呼吸可以停止长达10秒的时间，但其余时候都是正常呼吸。当父母注意到这种状况时会感到担忧，但这是一个正常的发展阶段并且会很快消失。但是，如果你对宝宝的呼吸状况有任何顾虑，一定要立即联系儿科医生。

如果宝宝呼吸暂停的时间超过15秒或更长的时间，皮肤发青，或者宝宝不动弹，就应该立刻寻求医疗救护。《波士顿儿童医院健康和发展指南》建议你采取下列步骤：

1. 轻柔地晃动宝宝的四肢，轻轻拍手以让宝宝醒过来。他应该会在一两秒之内开始呼吸。

2. 如果他依旧没有反应，打开他的嘴，查看一下是否有东西堵住了他的呼吸道。把脖子部位任何紧身的衣物解开，如果宝宝依旧不呼吸，开始心肺复苏急救程序，并且打120寻求紧急医疗救护。

当宝宝有过呼吸暂停的历史，医生可能会推荐呼吸暂停监测仪——呼吸停止时间过长，或呼吸停止的时间有可能会损伤儿童的大脑，这台机器就可以监测到。警报声会提醒父母进屋看看，并刺激睡梦中的宝宝开始呼吸。根据呼吸暂停背后的具体原因，医生可能会推荐父母进行更多的观察，并且在另一些情况下，需采取进一步的医疗措施（参见本章"婴儿猝死综合征"）。

发生在大孩子

很多发展总体正常的孩子会出现气道阻塞（上气道阻塞）的情况，通常这是由膨大的扁桃体或腺样体所导致的。他们会打鼾，大声打鼾。当气道被膨大的扁桃体或腺样体所阻塞的时候，可能会导致睡眠呼吸暂停。当孩子需要让自己的呼吸努力通过被膨大的扁桃体和腺样体阻塞的狭小气道时，他会变得疲劳不堪。

有时候这些身体组织会因为感染或过敏而肿胀，例如孩子可能对尘螨、真菌、空气中的花粉过敏。如果打鼾是由于感冒或感染所导致的，那么一旦孩子康复，打鼾的状况就会停止。但有时候扁桃体和腺样体会持续肿胀。过敏也会使这些组织膨大到导致打鼾，并且经常导致睡眠呼吸暂停。不管原因是什么，如果打鼾一直持续，并导致呼吸不均匀，或者出现一些呼吸暂停的时刻，孩子就需要接受医生的检查。

医生会排查感染的可能性。一旦得到了治疗，肿胀的扁桃体和腺样体就可能会回缩。但如果扁桃体和腺样体已经肿胀了很长一段时间，即使治疗了感染也未必能够使其肿胀程度降低。如果肿胀的扁桃体和腺样体没有导致打鼾或睡眠中的呼吸困难，那么把它们摘除并无必要。但如果的确出现这样的状况，外科摘除手术可以带来很大的改变。当持续打鼾和睡眠呼吸暂停的状况被成功治疗，睡眠质量就会提升。那些因为睡眠不足而出现在白天的行为问题，例如困倦、易激惹、无法集中注意力以及多动，都很有可能得到很大程度的改善。

我总是会建议父母们清理孩子的睡眠区域，移除那些枕头、毯子，扫净地板上的灰尘，因为那些都有可能会导致孩子的扁桃体出现过敏反应而肿胀，并且会阻塞气道。

肥胖也可能是导致睡眠呼吸暂停的原因之一。如果肥胖导致打鼾或睡眠呼吸暂停，那么就是时候寻求帮助了。另一些可能的原因包括喉咙与颈部肌肉的形态与功能异常，在有些孩子身上，睡眠时这些部位肌肉放松，反而会导致气道堵塞。在很少见的情况下，面部或口腔的畸形，或者一些别的罕见障碍可能会和睡眠呼吸暂停相关，尽管通常这些障碍是显而易见的，并且伴随有别的症状。以上这些状况都需要得到医生的关注，并且孩子也许需要被转介到专科医生处（例如营养学家、睡眠专家、五官科专家或胸腔内科专家等）。在罕见的情况下，严重的睡眠呼吸暂停患儿如果无法得到治疗，将可能导致心脏与肺部出现问题。

避免过敏反应

· 床上用品应避免羊毛、木棉等易引起过敏的材质。

· 床垫需要用密封的床垫罩包裹起来。填充物不能使用动物皮毛、羽毛等。

· 床上的毛绒玩具必须是抗过敏的，每周至少要洗一次。如果毛绒玩具中含有木棉、毛发或动物制品，那么需要用泡沫橡胶来替代这些填充物。

· 不用任何羽毛填充的枕头。

· 在花粉季节紧关卧室窗户。

· 毛茸茸的动物不能进入孩子的房间——特别是猫或脱毛期的豚鼠。

· 每周给孩子卧室地板打蜡，以确保灰尘不会飘散到空气中。

· 检查屋子和公寓（特别是孩子的房间里）中是否有蟑螂。蟑螂排泄物会引发孩子哮喘。

· 确保孩子房内的空气不太干燥，在夜间使用加湿器，鱼缸也可以起到加湿效果。

· 也许侧睡或趴睡能让孩子睡得更好（但对婴儿来说并不安全）。

梦游

何为梦游

梦游就像夜惊和说梦话一样（参见本章"夜惊"和"说梦话"），通常在孩子睡着后的2小时左右发生。就像那些不那么严重的睡眠问题一样，梦游通常发生在第一轮深睡眠即将结束，但孩子又没有彻底醒来的时候。这种怪异复杂的阶段使得孩子表现出好像醒着又好像并没有醒来的状态。他会行走，甚至打开房门，或去上厕所。但他并不知道自己在做什么，也无法评估自己所做的事情是否存在危险性。他不会理解周围人那一刻对他说了什么，并且睡醒后也不会想起什么。

梦游是普遍的，尽管比起说梦话还是要少一些。任何一个已经学会走路的孩子都有可能会梦游。即使在安全性上没有问题，依旧有足够的理由使用带围栏的婴儿床。婴儿床仿佛是在说："这是你晚上待的地方。"尽管学步儿每隔三四个小时都会在婴儿床里翻来覆去，但他并不会真的伤害自己，只要他不爬出来就行。

怎么办

当他年龄渐长，梦游会威胁到他的安全。我曾经遇到过一个8岁的小病人，他会在睡觉的时候自己走出家门并且来到马路上！当孩子发生梦游时，父母并没有很多可以做的事情（除非是因为情绪压力所致，只有当孩子6岁以上时才有可能是这种情况）。父母们能做的只是确保孩子安全并且避免情况恶化。父母需要采取如下措施。

·在走廊里安装夜灯。

·在孩子的房门上安装一个相对柔和的警报铃，当他四处走的时候可以及时向你发出警报。

·如果孩子睡上下铺，那么让他睡下铺，这是必须的。

·为了防止梦游中的孩子因跌倒而受伤，他房间的地板应是整洁干净的，不能乱糟糟的。

·如果孩子有任何打开窗户爬出去的可能，那么必须把窗户都锁上。

·楼梯必须关闭或上锁，家中其他通往危险区域的通道也必须关闭或上锁。

·当你发现孩子梦游，任何试图限制他的行为都可能会使他变得狂躁。通常，你可以轻柔地把他带回到床上，这样并不会干扰他的睡眠模式，但唤醒他会干扰他的睡眠模式，而且也会令他无比尴尬。

·由于梦游和别的睡眠干扰一样，都发生在半梦半醒的状态，且更容易发生在较大孩子（6岁以上）经历压力的时候。对于这种情况，重要的是不要让孩子感到难堪，不要让他在白天或晚上经受更大的压力。其实让他难堪也是一种压力。

不要在白天谈论梦游的事情，除非：

·向他解释你所采取的安全措施，比如让他睡在床的下铺；收起他卧室地板上的玩具和其他物品；在走廊里开灯；安装警报器。

·安慰他很多孩子都会经历梦游，并且你可以确保他的安全，很多孩子的梦游行为都会在成长过程中消失。

·确保他睡眠充足——无论是午睡还是晚间睡眠，这也许是防止梦游的最好方法。

在大孩子（通常大于6岁）身上出现的频繁梦游更有可能是心理压力的信号。即使这样的孩子所经受的压力可能并不明显，心理评估与治疗也是有必要的。

打鼾

会有什么影响

偶然打鼾在孩子当中很普遍，但10%～20%的孩子打鼾更为频繁。孩子长期打鼾会影响他的健康与正常发展。打鼾是呼吸困难的信号，有时候甚至会把孩子弄醒，因此孩子无法得到充足睡眠（一些儿科医生认为，睡眠缺乏会让孩子在必须醒来的时候难以醒来，甚至可能会导致尿床）。困倦、无法集中注意力、易激惹、学习障碍，甚至多动、冲动等行为问题都有可能是因为缺乏睡眠所致。

可能的原因是什么

打鼾有各种不同的起因。重感冒或链球菌感染会导致打鼾，因为它们会使鼻腔通道和喉咙肿胀。这类打鼾通常会随着感染的结束而消失，不需要太过担心。另一些导致打鼾的原因可能是更为长期的，但是通常都能得到治疗，并且有时候甚至可以预防。

·肥胖：肥胖的孩子需要得到儿科医生的帮助，医生也许可以排查出导致肥胖的医学原因。这样的孩子可能会需要一个医疗团队（其中包括一个营养学家和一个运动教练）来帮助他降低体重，从而再次恢复平静睡眠。

·过敏会导致扁桃体和腺样体肿大（参见本章"睡眠呼吸暂停"中关于预防过敏的讨论）。

·鼻中隔偏曲（需要通过外科手术进行修复）。

·某些孩子颈部肌肉的形状和功能状况导致他们的气道在睡眠期间不能保持开放。有时候，通过X线、CT扫描和心电图检查可以帮助确定这一问题，并且有相应的治疗方法。尽管他们唯一表现出的症状是打鼾、睡眠缺乏，并且在白天因此而出现各种状况，但这些孩子的颈部肌肉形态会和常人有所不同，或者在睡眠期间肌肉过度放松，因此他们的气道并不能张开到足够大来使他们自在呼吸。

·另一些孩子也可能会在夜间打鼾或呼吸困难，因为在睡眠时他们的舌头会很放松从而堵住气道。有一些夜间穿戴的设备可以帮助改善这种情况。

如果孩子在感冒或感染结束后打鼾还未停止，那么就需要让儿科医生排查，看看有没有其他的原因。有些孩子可能需要去儿童医院接受睡眠专家的会诊。

根据美国儿科医学会发表的《儿童期阻塞性睡眠呼吸暂停的诊断标准与治疗指南》，所有打鼾的孩子都需要接受排查（亦可参见本章"睡眠呼吸暂停"）。

婴儿猝死综合征

很长一段时间以来，婴儿的父母们都会对婴儿猝死综合征（SIDS）感到无比恐惧。SIDS也被称为"摇篮杀手"，甚至在看起来很健康的婴儿身上，这种情况也有可能会发生。SIDS发生的高峰期是出生后4个月，出生后的第2年其发生的可能性会大幅减少。但所有父母都必须意识到这种情况有可能会在婴儿期出现。

当婴儿发生猝不及防的死亡时，相关研究并没有为此寻找到特定的原因。早产婴儿或者在分娩时经历困难的婴儿更有可能会突然停止呼吸。令人难过的是，有些"突然"的婴儿死亡是因为被父母蒙着枕头而窒息——可能是因为当孩子绝望大哭时，不知所措时父母试图用枕头盖在他们脸上，有时候则是父母自己经历着内心冲突，例如产后抑郁，也可能是两者的共同作用。但许多因为SIDS而死亡的宝宝既没有脆弱的状况，也没有经历过虐待。

年幼的SIDS死者通常看起来都使用了一些阻碍空气自由流通的床上用品。如果床垫松垮如吊床，或者如果床单会卷起来堆在宝宝的脸旁，那么他有可能会重新吸入自己呼出的气体，那样血液中的二氧化碳含量会逐渐上升，到达特定数值的时候，就会对他的大脑产生镇定作用。宝宝会开始变得虚弱，并且无法得到更多氧气。然后他有可能会因为缺氧而死亡，尽管他的大脑本来是正常的。因此，婴儿必须睡在硬的床垫上，上面不能有任何柔软的、会卷成一团出现在孩子脸部周围的床上用品。一片式的睡袋比毯子要好，婴儿床上也不应出现枕头。如果宝宝有一个安抚物（或者喜欢的物品），要确保这样的东西不会干扰他的呼吸。如果必须使用毯子，那么它必须被紧实地掖在床垫下，并且高度不能超过宝宝的胸部。

如果宝宝睡在你的大床上，床垫必须是硬的，而床上用品必须要避免缠绕住他。同时父母需要确保自己不会翻身压到宝宝或者离宝宝太近，这样就不会干扰到他在夜间获取足够多的新鲜空气（如果父母服用了药物、酒精或麻醉剂，那么就不应该把宝宝带上床一起睡觉，因为那些物质会让父母睡得过沉）。

由于一些研究显示出SIDS与烟草的相关性，所以婴儿应该在无烟环境中生活。对婴儿的总体健康状况而言，做到这点也是非常重要的。

说梦话

很多孩子会从深睡眠进入到一种突然的、不完全的清醒状态。在这种状态下，孩子也有可能出现梦游或夜惊（参见本章"夜惊"和"梦游"）。在这些时刻，孩子们通常是困惑的，并不能完全意识到周围环境的状况。孩子可能会在床里翻来覆去，呜咽或放声大哭，甚至说一些话。孩子父母告诉我，他们说的话通常是一些刚刚学会的单词，仿佛他们在重温那种白天努力学习它们的感觉。年龄较大的孩子也会在睡眠期间讲梦话，有时候会说一些语句，但通常是胡言乱语。

这时你应该把孩子叫醒吗？为什么要那么做？如果你让他自

己待着，他更有可能使自己重新进入深睡眠状态，仿佛没有被打断过似的。如果你的确把他叫醒了，你可能就干扰到了他的睡眠模式，他可能会在接下来的第二天醒来时感到尴尬和疲劳。

由于说梦话是睡眠干扰中相对温和的形式，我建议你让孩子自己处理这些状况。说梦话可能是一种信号（就如同其他的睡眠障碍一样），说明孩子可能正经历一些压力或感觉到压力重重。让孩子在白天尽可能释放压力，但也不必为他们夜间说梦话而担心。

在我长大的过程中，哥哥姐姐们曾经说："如果你想要知道说梦话的人到底在说什么，把他的手放在一缸温水里，然后他会什么都告诉你的。"我从来没有那样试过。

磨牙

有些孩子会在夜间磨牙，这种现象在3～7岁的孩子中最为普遍，并且在之后会持续减少。尽管有时候这样的行为本身无害，但磨牙会侵蚀牙釉质，并且损伤恒牙。如果有必要的话，有些牙医会让孩子在晚上睡觉时佩戴具有保护作用的软牙垫。磨牙并不会在做梦或者噩梦的时候发生，它更有可能发生在孩子有压力的发展阶段，并且当压力减少的时候也可能会消失。试着给孩子一个安抚物，并且帮助他释放一些压力。但依旧要让牙医检查孩子牙齿的磨损情况，以便在必要的情况下及时保护牙齿。

入睡困难

当孩子已经学会独自睡觉但又出现入睡困难时，通常意味着他们正经历着发展中的触点，或者经历着焦虑和内在压力。有时候可能有一些事情令孩子担心，孩子甚至可能经历了一些创伤正在恢复的过程中。这时要尽你所能帮助孩子释放压力。如果并没有发生什么创伤事件，那么我会排查一些更加长期的压力。也许他一直感觉自己应该表现得更好些，或者也许他觉得自己没有做到如周围人所期待的那么好。

如果入睡困难只是持续了一小段时间，这通常说明孩子正经历着发展中的新挑战，例如当孩子正要学会走路，或者马上要开始上小学一年级。但如果孩子持续有睡眠问题，那么你也许需要咨询医生或心理专业人士。有时候睡眠可能会

因为一些身体原因而受到干扰（比如睡眠呼吸暂停或哮喘），
有时候则可能是一些心理问题（比如抑郁）。

如果孩子因为一些创伤性事件而受到惊吓，他有可能会
对光线和声音过度敏感，仿佛依旧在担心会有更多灾难发
生。有时候遮光窗帘或白噪声机器可以帮助这些孩子远离意
料之外的声响与干扰所造成的影响。但如果一个孩子的确经
历了创伤，除了这些简单的方法之外，他还需要得到更多的
帮助。

在你排查出令孩子担忧的理由之后，也许可以尝试使用我
的一种方法来阻断恶性循环。这种方法叫作自我催眠，并且能
帮助四五岁的孩子掌控睡眠过程。如果我和孩子很熟悉并且他
很信任我，我会建议他编一个故事。这个故事必须是他自己
的，并且要对所有人保密——不管是对我还是对其他所有人。
这个故事的内容是让所有人都感觉并不怎么重要的内容，但他
可以一遍又一遍地和自己讲那个故事。在夜晚，当睡前仪式结
束后，当他在床上安定下来，就可以一遍又一遍地开始对自己
讲这个故事，这会逐渐安抚他入睡。

但如果导致他焦虑的原因和加在他身上的压力没有缓解，

这样的方法也是不奏效的。父母的首要任务是去评估孩子的生活，并且看看可以在哪些地方支持他而不是给他施压。如今有证据显示，睡眠不足会导致别的问题——并不只是疲劳或注意力难以集中，也包括一些学习和行为问题，例如多动和冲动控制困难。如果这里建议的方法都不管用，父母应该在睡眠问题影响孩子生活其他方面之前寻求专业帮助。

夜醒

直到婴儿3～4个月大，他每隔3～4个小时都会醒来一次，无论白天还是晚上，并且一定需要父母给予安抚才能重新入睡。在最早的这几个月过去之后，宝宝就能够在夜间睡更长的一觉。到了12个月大时，这种夜间连续睡眠的时间通常会持续6～7个小时，在夜晚的其余时段，宝宝们有可能会进入浅睡眠阶段，甚至完全醒来。当父母们说宝宝"睡整觉"了，那么很有可能他们并没有意识到孩子在这个过程中会时不时被唤起和醒来。宝宝已经学会了安抚自己以重新进入睡眠状态，完全靠他自己。我们也在另一些章节（参见本章"睡前仪式"和第一章的内容）讨论过父母如何帮助宝宝学习自我安抚以及使自己重新入睡。大孩子也有可能会因为噩梦或尿床而夜醒，而夜惊、梦游和说梦话通常并不会让一个孩子完全醒来。某些身体状况（比如哮喘）也会干扰睡眠。

嗜睡症

嗜睡症是一种罕见的疾病，会导致患者过度睡眠、白天打瞌睡和困倦不已，并且有时候会出现短暂的乏力甚至睡眠瘫痪。嗜睡症通常从青春期开始出现，但也会影响年纪更小的一些孩子。在极少数的情况下，一些六七岁孩子也会患有此病。孩子的睡眠需求因人而异，但也取决于他们的年龄。如果孩子比同年龄段的其他孩子每天要多睡几个小时，他也许只是对睡眠的需求量比较大，如果是这样的话，你和他都是幸运的。但如果孩子晚上睡眠时间要比同年龄孩子平均水平多几个小时，并且在白天看起来也很困，那么就需要接受医生的检查。如果在五六岁之后孩子开始或持续打盹，或者他在学校和家里的时候经常无比困倦，成年人可能会认为他是"慢性子"或"懒惰"，但也许是有一些潜在的原因需要被排查评估。

睡眠过多或白天困倦不已有可能是由一些身体疾病、药物（比如抗组胺药）以及诸如抑郁之类的心理疾病所引发的。任何一个比同年龄段孩子平均睡眠时间要长许多且白天依旧困倦不已的孩子都需要接受详细的医学评估。如果没有查出任何身体或心理原因，也许需要联系儿童医院的睡眠障碍中心进行睡眠分析。嗜睡症并不是癫痫，但它确实反映了大脑的异常状况，而且必须由专业人士进行治疗。

致谢

我们想谢谢理查德和蒂维娅·克雷默以及哈林儿童中心的住院医生，他们是最早促使我们写下这本简明指南的人，其中谈论了对父母而言最重要的问题，没有他们的这些远见，这本书无法问世。感谢杰弗里·卡纳达、玛丽莲·约瑟夫，婴儿大学的员工凯伦·劳森、大卫·萨尔茨曼和卡瑞沙·辛格尔顿，他们对我们的工作付出了坚定不移的努力，并且从他们身上我们学到了很多。一如既往地，我们要感谢我们的编辑默洛德·劳伦斯，感谢她的智慧与指导。最后，我们想要把感谢传递给我们的家庭，不仅为了他们所给予的鼓励与耐心，更是为了他们曾教给我们的一切，我们也将此纳入了本书中。

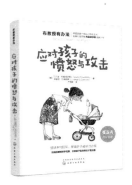

布教授有办法

应对孩子的愤怒与攻击

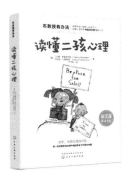

布教授有办法

读懂二孩心理

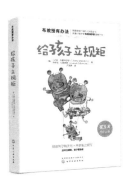

布教授有办法

给孩子立规矩

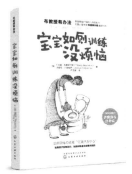

布教授有办法

宝宝如厕训练没烦恼

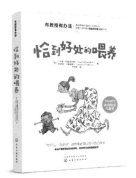

布教授有办法

恰到好处的喂养

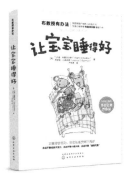

布教授有办法

让宝宝睡得好